主编

黄 瑛

儿童胶囊内镜图谱与典型病例解析

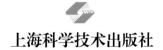

上海科学技术出版社

图书在版编目（CIP）数据

儿童胶囊内镜图谱与典型病例解析 / 黄瑛主编. --
上海 ： 上海科学技术出版社，2023.9
ISBN 978-7-5478-6265-0

Ⅰ．①儿… Ⅱ．①黄… Ⅲ．①小儿疾病—小肠—肠疾
病—内窥镜检—图谱 Ⅳ．①R726.567-64

中国国家版本馆CIP数据核字(2023)第142582号

儿童胶囊内镜图谱与典型病例解析

主编 黄 瑛

上海世纪出版(集团)有限公司
上海 科 学 技 术 出 版 社　　出版、发行
(上海市闵行区号景路159弄A座9F-10F)
邮政编码201101　www. sstp. cn
徐州绪权印刷有限公司　印刷
开本 787×1092　1/16　印张 10.5
字数 250千字
2023年9月第1版　2023年9月第1次印刷
ISBN 978-7-5478-6265-0 / R·2806
定价: 118.00元

本书如有缺页、错装或坏损等严重质量问题，请向印刷厂联系调换

内容提要

本书由复旦大学附属儿科医院消化内镜中心黄瑛教授主编，由来自全国各地的儿童消化内镜专家共同编写，通过典型胶囊内镜图谱与病例解析相结合的方式，展示了胶囊内镜在儿童小肠疾病中的临床应用。

本书在简要介绍胶囊内镜基础及其发展史的基础上，重点介绍了胶囊内镜下的小肠正常和异常表现，并结合典型病例解析，对20余种儿童小肠疾病的发病特点、胶囊内镜下典型表现、诊疗经验等进行介绍，诠释了胶囊内镜在儿童小肠疾病诊疗中的应用价值。此外，还介绍了胶囊内镜检查过程中的质量控制、阅片过程中的注意事项、报告书写规范，以及胶囊内镜的应用前景和研发展望等。

本书结构清晰，内容丰富，附大量典型图谱和典型病例，实用性强，可为儿科消化内镜医师和相关专业人员提供重要指导。

主编简介

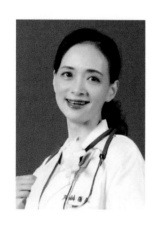

　　黄瑛　教授，博士研究生导师，复旦大学附属儿科医院消化科主任、内镜室主任。中国医师协会儿科医师分会儿童消化内镜学组组长，中国医师协会儿科医师分会胃肠营养肝病学组副组长，中华医学会消化病学分会炎症性肠病学组儿科协作组组长，中华医学会儿科学分会第十六届、十七届委员会消化学组副组长，上海市医学会儿科专科分会第十一届、第十二届委员会副主任委员，上海市医学会儿科专科分会消化学组组长。

　　主要从事儿童消化系统疾病诊治、消化内镜诊治、营养支持等工作。曾荣获复旦大学"三八红旗手"、上海市医务职工科技创新"星光计划""创新之星"及2020年第四届"国之名医·优秀风范"等荣誉称号。被评为复旦大学"十大优秀医生"、第二届上海市最美女医师、2017年上海市"巾帼建功标兵"、2021年上海医务工匠等。

编者名单

主编

黄　瑛

副主编

王玉环　吴　婕　李中跃　陈佩瑜

编者

（按姓氏拼音排序）

陈竞芳·厦门市儿童医院

陈佩瑜·广州市妇女儿童医疗中心

程丽娟·河北省儿童医院

代东伶·深圳市儿童医院

邓朝晖·上海交通大学医学院附属上海儿童医学中心

黄　瑛·复旦大学附属儿科医院

黄志恒·复旦大学附属儿科医院

李桂桂·河北省儿童医院

李瑞凤·内蒙古自治区妇幼保健院

李中跃 · 浙江大学医学院附属第四医院

芦军萍 · 复旦大学附属儿科医院

陆晓岚 · 复旦大学附属儿科医院

孟颖颖 · 复旦大学附属儿科医院

唐子斐 · 复旦大学附属儿科医院

汪志凌 · 四川大学华西第二医院

王胜楠 · 复旦大学附属儿科医院

王玉环 · 复旦大学附属儿科医院

吴　婕 · 复旦大学附属儿科医院

夏海娇 · 复旦大学附属儿科医院

谢晓丽 · 电子科技大学附属成都市妇女儿童中心医院

熊励晶 · 电子科技大学附属成都市妇女儿童中心医院

徐俊杰 · 山东大学附属儿童医院

叶孜清 · 复旦大学附属儿科医院

张　萍 · 复旦大学附属儿科医院

张　乐 · 山东大学附属儿童医院

赵瑞芹 · 河北省儿童医院

郑翠芳 · 复旦大学附属儿科医院

序

  胶囊内镜的问世，是21世纪消化内镜领域里程碑式的革新和进展，开启了无痛、无创消化道疾病诊疗的新篇章。我国胶囊内镜在关键技术攻关、临床研究和应用等多个领域达到国际先进水平。胶囊内镜因其无痛、无创、非侵入性的特点，受到患者和临床医师的青睐，2021年《中国小肠胶囊内镜临床应用指南》也明确指出胶囊内镜是小肠疾病的一线检查方式，更是儿童小肠疾病检查的重要手段。内镜图谱能够直观地展示多种小肠疾病在胶囊内镜下的表现，帮助消化内镜医师提高小肠疾病的诊断能力。儿童的胃肠疾病谱与成人有较大差别，因此编写涵盖儿童疾病特色的胶囊内镜图谱很有价值。

  复旦大学附属儿科医院率先在全国开展儿童胶囊内镜检查，在小肠胶囊内镜检查、阅片和诊断方面积累了丰富的临床经验。为提升小肠疾病的内镜诊疗水平，复旦大学附属儿科医院消化内镜中心牵头，联合全国各地的儿童消化内镜专家团队编写了本书。本书的特色是注重胶囊内镜典型图片与儿童典型病例相结合，通过描述典型病例的诊断、治疗与随访，诠释了胶囊内镜在小肠疾病诊断中的价值，其编写方法新颖、内容翔实、临床实用性强，是一本不可多得的专业图书。我愿推荐给全国同道。

2023 年 5 月

前　言

　　小肠是人体消化系统最长的器官，位于腹腔深处，肠管盘曲折叠，常被认为是消化道疾病诊断中的盲区。与上消化道及结肠疾病相比，小肠病变起病隐匿，且小肠位置相对较深，检查手段有限，临床诊断十分困难。通过消化内镜可直接观察消化道黏膜的变化，是诊断消化道黏膜病变的金标准。胶囊内镜有无创、无辐射、不需麻醉的优势。胶囊内镜诞生于2000年，2004年开始应用于10岁及以上的儿童，2009年美国食品药品管理局（FDA）批准胶囊内镜应用于2岁及以上的儿童。2002年10月我国批准胶囊内镜全面应用于临床，之后也应用于儿科临床。然而，儿童不是缩小版的成人，儿童的疾病谱也与成人不同，临床上非常需要一本介绍儿童胶囊内镜的专业工具书，因此我们编写了此书，以期为儿童小肠疾病的诊断提供帮助。

　　本书从实用出发，采用图文镶嵌、典型图谱与典型病例相结合的方式，介绍胶囊内镜在儿童小肠疾病诊治中的应用。本书包括13章。第一章简要介绍胶囊内镜基础知识，包括胶囊内镜的发展史、构造和工作原理，另外着重介绍了儿童胶囊内镜检查前准备、检查后注意事项、并发症及其处理方法。第二章到第十章是本书的核心内容，详尽介绍了胶囊内镜的临床应用，包括胶囊内镜下各种小肠疾病的表现，结合典型病例，介绍各种小肠疾病的特点、胶囊内镜典型表现，以及诊断、治疗和随访。第十一章以OMOM胶囊内镜设备及Vue软件胶囊内镜为例，详细介绍了阅片过程中的注意事项及报告书写规范。第十二章介绍了胶囊内镜在检查过程中的质量控制。第十三章介绍了胶囊内镜的应用前景及新型胶囊内镜的研发。本书有助于儿童消化科医师，特别是内镜医师尽快识别小肠疾病在胶囊内镜下的表现，结合其他临床资料，综合研判，给患儿以最精准的诊断。

　　本书编写团队由全国各地儿童消化内镜中心的专家组成，专家们具有丰富的临床实战经验。在本书编写过程中，编者共同讨论，确定编写提纲和内容，结合各中心典型病例的诊断和治疗经验，以严谨、务实的态度完成了本书的撰写工作，力求科学性和临床应用性强、条理清晰、内容丰富，希望为广大儿科消化内镜医师及相关科室医师提供指导和帮助。衷心感谢为此书辛勤付出的全体编写人员！

编者最大限度地参阅了国内外文献，并结合自己多年的临床经验，力求及时反映胶囊内镜领域的最新进展。但是，由于内镜技术发展迅速，实难以一书概全部，疏漏和不足之处在所难免，敬请广大读者和同道在阅读过程中批评指正。

2023 年 5 月

目 录

第一章

胶囊内镜基础

第一节 · 胶囊内镜简介

一、胶囊内镜的发展史

胶囊内镜（capsule endoscopy, CE）作为一种无创、便捷的诊断方式，是内镜技术发展史上的一个里程碑，在胃肠疾病中的应用已得到广泛认可。随着技术日益成熟，胶囊内镜在成人中几乎可覆盖全消化道的检查。目前，胶囊内镜也逐渐应用于儿童，对于小肠镜检查普及率不高的儿童群体，在小肠疾病的诊断和评估方面具有重要价值。

（一）胶囊内镜的诞生

传统内镜均采用机械插入法，给患者带来很大不适，为解决这一困扰，1992年以色列Iddan博士首先提出了胶囊内镜的设想，同年9月英国胃肠病学家Paul Swain医生于世界胃肠病会议上宣布了胶囊内镜的概念。随后Iddan博士和Paul Swain医生组建Given Imaging公司，2000年5月Paul Swain在美国消化疾病会议上介绍了首例胶囊内镜应用情况。2000年8月胶囊内镜正式通过美国食品药品监督管理局（Food and Drug Administration, FDA）获准上市，被应用于临床。2009年经美国FDA批准，胶囊内镜与探路胶囊内镜被批准适用于2岁及以上的儿童。

胶囊内镜影像系统的成功得益于互补金属氧化物半导体（complementary metal-oxide semiconductor, CMOS）影像仪、特定用途集成电路（application specific integrated circuit, ASIC）发送装置及发光二极管（light-emitting diode, LED）照明系统三项技术。CMOS芯片体积及耗能极小，却能产生高质量图像；ASIC技术使视频发送器以最小的体积整合于集成电路中，并使耗能达到最低。三项技术的结合最大程度上减轻了功率及供能上的困扰，使胶囊内镜在低能源供应下完成对整个小肠的检查。

（二）胶囊内镜的应用和发展：从小肠到全胃肠道

1. 小肠胶囊内镜 小肠的解剖结构特殊，多重弯曲且重叠，常被认为是消化道疾病诊断中的盲区。传统的影像学或内镜技术诊断率低、痛苦大，使得小肠疾病的诊断受到限制，尤其是在小年龄的儿童。

1999年，Paul Swain等研发了第一颗胶囊内镜，其大小为26 mm×11 mm，拍摄频率为2帧/秒，续航时间长达8 h，成功进行小肠检查；次年，Iddan和Swain在 *Nature* 杂志上刊登首张胶囊内镜拍摄的人体消化道图像；随后Appleyard等于2001年首次报道胶囊内镜在4例不明原因消化道出血（obscure gastrointestinal bleeding, OGIB）患者中的应用，实现了小肠疾病诊断的临床转化。在美国，2009年胶囊内镜获得审批应用于儿童群体。在我国，2005年OMOM胶囊获准应用于临床。经过数十年的探索，小肠胶囊内镜的适应证不断拓展，包括消化道出血、小肠克罗恩病、遗传性息肉综合征、乳糜泻等，在临床中得到广泛应用。而且，随着适配软件的进步和人工智能的应用，胶囊内镜的平均阅片时间显著缩短，对小肠疾病诊断的敏感度显著提高。

但胶囊内镜仍有不良事件的发生，最常见的是胶囊滞留和检查不全，胶囊滞留主要发生在克罗恩病或肿瘤性疾病同时伴有肠腔狭窄的情况。为此，Given Imaging公司于2005年推出探路胶囊，探路胶囊外壳为可降解乳糖材料，在肠道内超过80 h会开始降解，用于评估胶囊滞留的风险。检查不全则多发生于胃肠动力不足，导致在电池的续航时间内无法完成肠道检查，通过内镜干预、磁控诱导过幽门等方式可降低检查不全的发生率。

2. 食管胶囊内镜　传统的单摄像头的胶囊内镜在检查食管过程中，通过食管速度快，拍摄频率不高，无法满足全面观察食管黏膜的需求。为了克服上述困难，研究者先后研发了双摄像头食管胶囊内镜、线控食管胶囊内镜、手柄式磁控胶囊内镜等。

Eliakim等于2004年推出双镜头、拍摄频率达14帧/秒的食管胶囊内镜（esophageal capsule endoscopy, ECE）——PillCam ESO。随后通过性能的优化，2007年，第二代食管胶囊内镜（PillCam ESO2）被FDA批准上市，相比较于第一代，PillCam ESO2视野深度增加50%，拍摄频率提升至15帧/秒，具有高空间分辨率，从而获得更高质量的图像。2016年，第三代食管胶囊内镜（PillCam UGI）获得验证，拍摄频率可达35帧/秒，视野角扩展至174°，续航时间由20 min增至90 min，检查完成率达到92.5%。2019年我国推出改良的可分离式磁控胶囊内镜，可在系线牵引下主动完成食管部位检查，并可来回反复观察食管，与传统电子胃镜相比其食管疾病诊断敏感度和诊断一致率达100%，而且在食管检查完成后，胶囊内镜可被释放继续检查胃和小肠等部位。其次，我国也研发出pH胶囊，微创无痛的食管酸碱度无线检测系统，用于诊断胃食管反流病。

目前国际上儿童使用食管胶囊内镜仅有少量的研究报道，都是以门静脉高压作为研究内容。

3. 胃胶囊内镜　胃的解剖结构特殊，限制了传统胶囊内镜在胃部的检查效果。因此，需要研发主动式控制胶囊在胃内进行反复检查。为解决这一问题，2006年Carpi等提出"磁控胶囊内镜"这一理念，试图通过磁场来控制胶囊内镜的定向运动，手柄式、磁共振线圈式和机械臂式胶囊内镜相继被研发。我国于2012年率先研发出机械臂式磁控胶囊胃镜系统，其永久磁铁最高强度可达300 T，通过体外高强度永久磁体，实现对胶囊内镜高精准的运动导航，对胃黏膜的可视性好、安全性佳，灵敏度、特异度及诊断准确性分别为90.4%、94.7%和93.4%。

磁控胶囊内镜通过了我国国家药品监督管理局和欧盟产品认证，并同意适用于8岁以上的儿童，是目前唯一应用于临床的磁控胶囊胃镜，多用于老年人、儿童、胃镜检查高风险人群。

4. 结肠胶囊内镜　2006年Eliakim等推出第一代结肠胶囊内镜（colon capsule endoscopy-1, CCE-1）。通过性能提升，高拍摄频率、宽视野角的第二代结肠胶囊内镜（CCE-2）于2009年被推出，具有更高的诊断效能。国内外多项研究聚焦于磁控结肠胶囊内镜及结肠胶囊内镜入路的研究，将结肠胶囊内镜的可控性大大提高。

2018年Eliakim等推出新一代全肠胶囊内镜（PillCam Crohn's），检查范围囊括全消化道，其报道分小肠Ⅰ、Ⅱ、Ⅲ段+结肠，全肠道检查完成率为83%～91%。

5. 功能胶囊内镜　随着技术的进步，胶囊内镜被开发出更多的功能，如传统内镜下的活组织检查（简称活检）、超声探测、止血等功能，还可以进行改善胃肠动力、靶向给药等多样化干预，这些除了视频之外被赋予其他功能的胶囊称为功能胶囊内镜。

胶囊内镜的问世攻克了小肠作为消化内镜诊疗的盲区这一难题，弥补了传统消化内镜的不足。随着胶囊内镜的性能不断提升、适应证的拓展，以及食管胶囊内镜、结肠胶囊内镜及胃胶囊内镜的相继推出，全消化道黏膜的可视化诊断得以实现，而功能胶囊内镜的研发也实现了从诊断走向治疗的探索。

（邓朝晖）

二、胶囊内镜的构造及特点

■（一）胶囊内镜的构造

胶囊内镜系统通常由三部分组成：智能胶囊内镜、图像记录仪和图像处理工作站。

1. 智能胶囊内镜　经典的智能胶囊内镜由外壳、光源、成像系统、传感器、电池、发射模块及天线组成。以全球首创的以色列Given Imaging公司的PillCam小肠胶囊内镜（图1-1）为例，智能胶囊内镜起到一台微型摄像机和微型发射器的功能。多数胶囊内镜的图像传输以射频发射为主，韩国Intromedic公司生产的MiroCam胶囊内镜系统则以电场传输，即以人体为导电介质进行传输，因此其胶囊外壳上有两镀金条带以通过低功耗电场经人体传播图像（图1-2）。美国CapsoVision公司生产的CapsoCam胶囊内镜则环周有4个摄像系统，呈360°全景摄像，分辨率也更高（图1-3）。目前随着技术的发展，不同公司的产品在观察视野、图像分辨率、电池寿命、胶囊大小、照片拍摄存储速度等方向均进行不断提高，相信将来在胶囊的运行可控性及内镜下进行治疗性的操作方面也将取得更大的发展。

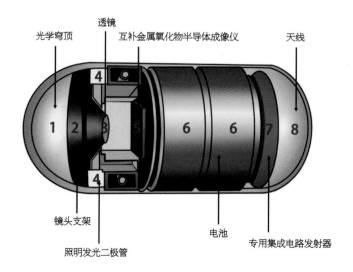

图1-1·PillCam胶囊内镜组成

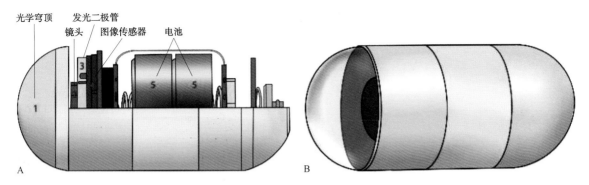

光学穹顶
镜头
发光二极管
图像传感器
电池

A

B

图1-2 · **MiroCam胶囊内镜组成和外观**

A. MiroCam胶囊内镜组成；B. MiroCam胶囊内镜外观

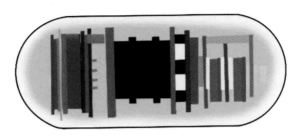

图1-3 · **CapsoCam胶囊内镜外观**

2. 图像记录仪　图像记录仪主要由收发天线单元阵列、处理图像信息的记录盒、图片存储体、可充锂电池、附件（充电器、记录仪背心、电缆）等组成（图1-4）。其主要功能是接收、处理及储存胶囊内镜拍摄的图像数据，目前的图像记录仪多能查看胶囊内镜实时运行情况。CapsoCam胶囊内镜包含图像存储系统，检查完成后需要回收胶囊（一次性使用胶囊回收套件：回收盘、磁棒和回收瓶）以读取图像进行分析。其他小肠胶囊内镜图像记录仪功能类似。

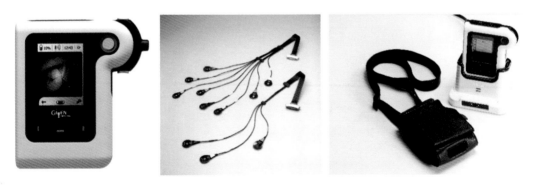

图1-4 · **PillCam图像记录仪相关组成**

3. 图像处理工作站　通常包含主机、电源线、USB电缆、图像处理软件组成。以PillCam胶囊内镜图像处理工作站（图1-5）为例，图像处理软件系统RAPID目前版本为PillCam Software v9，比以前版本更加智能化，可以快速发现出血区域（suspected blood indicator，

SBI），而且添加快速浏览（QuickView）及电子染色功能（electronic chromo-endoscopy）。胶囊回收后由胶囊舱数据访问设备（型号：CDAS，包括主机、电源线和USB电缆）和CapsoView软件（型号：CVV；发布版本：3）分析图像。

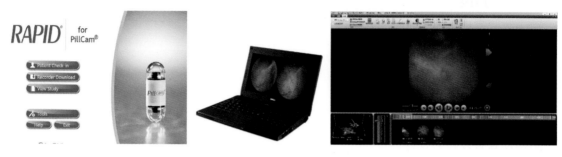

图1-5 · PillCam图像处理工作站

■（二）不同小肠胶囊内镜的特点

目前市场上常见的小肠胶囊内镜的特点见表1-1。

表1-1 · 常见不同类型小肠胶囊内镜系统的特点

胶囊内镜类型	PillCam SB3®	EndoCapsule 10®	MiroCam®	OMOM Capsule2®	CapsoCam SV-3®
公 司	Given Imaging	Olympus	IntroMedic	Jinshan	CapsoVision
尺寸（mm）					
长 度	26.2	26.0	24.5	25.4	31.0
直 径	11.4	11.0	10.8	11.0	11.0
重量（g）	3.00	3.30	3.25～4.70	4.50	3.80
电池寿命（h）	≥11	12	12	≥10	15
分辨率	340×340	320×320	512×512	640×480	1 152×612
图像存储速度（帧/秒）	2～6	2	3	2～6	12～20（3～5/摄像头）
视野（°）	156	160	170	165	360
图像传输	射频	射频	人体（电场）	射频	无传输（胶囊内存）

（李中跃）

三、胶囊内镜的工作原理

小肠曾是消化内镜诊疗的盲区，胶囊内镜的问世为小肠乃至整个消化道疾病的诊治带来了革命性的变化。自1999年人类吞下第一颗胶囊内镜至今，已有20余年，作为第一个进入市场的胶囊内镜，PillCam 在临床实践中应用广泛。OMOM 胶囊内镜是由我国自主研发的，2005 年通过我国国家食品药品监督管理总局批准并投入临床使用，是继 PillCam 后世界上第二个胶囊内镜。

■（一）小肠胶囊内镜

小肠胶囊内镜是一种一次性胶囊状、具有无线传输功能的可吞咽小型摄像机，借助胃肠道生理蠕动向前推进，自动拍摄所经过部位的胃肠道黏膜情况，并将拍摄的图像通过无线传输的方式实时传输到患儿佩戴的数据记录仪中，数据记录仪接收图像后，即可同步进行观察，亦可将其储存起来，以备后续分析。

小肠胶囊内镜检查系统主要由三部分组成：胶囊内镜、带有数据记录仪的传感系统和用于图像查看分析的计算机工作站。胶囊内镜一般有以下组件构成：光学及照明系统、成像仪、发射器、天线、电池和胶囊外壳，它将照相模块、电池和无线收发模块密封在一个胶囊状的医用高分子材料的外壳中，不会被人体消化。当胶囊内镜进入消化道后，消化道的图像通过镜头被成像仪感知，后者将其翻译成电信号，传送至发射器，再由发射器经天线将信号传送至腹部外面的记录仪。

OMOM 胶囊内镜作为我国自主研发的胶囊内镜，具有双向数据通信功能，在国内得到广泛的应用。OMOM 胶囊内镜包装内部有一个永磁体，它是胶囊内镜的电源开关，胶囊内镜存储在具有磁场的密封包装中保持未激活状态，一旦将胶囊内镜从包装内拔出时，开关即被打开，胶囊启动拍摄。胶囊内镜由患儿吞服或内镜下辅助放置进入消化道，即可实时拍摄内镜图像。患儿吞服胶囊后将记录仪腰带穿戴于身上，记录仪腰带内有布置好的天线阵列位置，无须在患儿皮肤表面粘贴和固定天线，患儿在检查过程中只需要将记录仪腰带穿戴在身上即可，不影响其日常活动。天线阵列用于接收胶囊内镜发送的图像信息，并对胶囊内镜发送命令。胶囊内镜在电池能量耗完后停止工作，此时可取下图像记录仪并导出数据用于后续分析，而胶囊一般会在 8～72 h 随排泄物一起排出体外。

■（二）特殊类型胶囊内镜

1. 食管胶囊内镜　由于重力作用，胶囊内镜通过食管的速度过快，传统的胶囊内镜无法满足全面准确检查食管的需要。如果将胶囊内镜用于食管的检查，必须提高图像的采集速度或者通过外力的方式控制胶囊内镜通过食管的速度。2004 年以色列 Given Imaging 公司推出了第一代具有双摄像头的食管胶囊内镜（PillCam ESO），图像的采集速度为 14 帧/秒，最新的第三代食管胶囊内镜（PillCam UGI）拍摄频率可达 35 帧/秒，视场角由 140° 扩展至 174°。虽然新一代食管胶囊内镜在拍摄频率、视场角方面有极大改良，但重力所致的食管通过速度较快仍对黏膜观察有一定影响。系线胶囊内镜（string-capsule endoscopy, SCE）和磁控胶囊内镜可以通过外力干预的方式控制胶囊内镜通过食管的时间，有利于对食管黏膜的仔细观察。系线胶囊内镜最基本的原理为将一根丝线系于胶囊内镜表面，通过牵拉系线控制胶囊内镜通过食管的速度，并可以通过牵拉系线往返观察食管，其缺点为给检查者造成不适，且有丝线脱落、断裂的风险。磁控胶囊内镜最基本的工作原理为将永磁体内置于胶囊内镜，通过体外磁场控制装置产生足够的磁力，以控制体内胶囊内镜的运动，操作者根据监视器画面信息判断胶囊的位置和参数，通过操纵杆操控胶囊的运动。目前体外磁场控制方法主要有手柄式、磁共振机式和机器臂式。磁控胶囊内镜的一个主要缺点是磁场非线状，因此并不能保持精确的运动和控制。可分离式系线磁控胶囊内镜（DS-MCE）将系线法与磁控法相结合，其工作原理为：将一个半包裹式的透明薄乳胶套包裹在磁控胶囊内镜表面，末端与中空的细线相连，当食管检查完成后，通过注射器向中空的细管内注入空气，乳胶套与胶囊即可分离，胶囊进一步进行胃部检查。

2. 磁控胶囊胃镜　由于胃腔的体积比较大，传统的胶囊内镜在胃内存在很多的盲点而无法完成全胃的检查。磁控胶囊内镜通过外部磁场的作用控制其在胃内各个方向的运动，可大大减少拍摄盲区，提高诊断率。临床常用磁控胶囊内镜及性能见表1-2。

表1-2·临床常用磁控胶囊内镜及性能

参　数	PillCam	EndoCapsule	NaviCam	MiroCam
生产国家	以色列	日本	中国	韩国
厂　商	Given Imaging	Olympus	安翰	IntroMedic
磁控方式	手柄式	MRI式	机械臂式	手柄式
胶囊大小（mm）	26.3×11.4	31.0×11.0	27.0×11.8	24.0×11.0
胶囊重量（g）	3.4	—	5.0	3.4
电池寿命（h）	≥8	12	12	12
拍摄频率（帧/秒）	2	4	2	3
视野（°）	140	145	140	150

3. 结肠胶囊内镜（colon capsule endoscopy, CCE）　传统胶囊内镜用于结肠检查的一大挑战为供电问题。传统胶囊内镜的电池续航时间多为8～12 h，到达结肠时已基本消耗完毕，无法实现全结肠的检查。解决的方法为：降低拍摄频率以延长电池寿命、增加电池数目或提高功率、延时模式电池、外源电量传送等，但增加电池数目将增加胶囊内镜的体积和重量。2006年，Given Imaging公司推出了第一代非侵入性结肠胶囊内镜（CCE-1），2009年第二代结肠胶囊内镜（CCE-2）问世，胶囊尺寸由第一代的11.0 mm×31.0 mm增大为11.6 mm×31.5 mm，单侧摄像头视角由156°增大到172°，并采用自适应帧率模式，在这一模式下，胶囊内镜根据运动状态切换帧率，即胶囊运动时帧率为35帧/秒，而胶囊静止时为4帧/秒，这一模式不仅节约了电池，还减轻了冗余图带来的读图负担。2017年，我国学者对磁控结肠胶囊内镜展开尝试，为结肠胶囊内镜发展提供了新思路。另外，通过电场感应、射频、微波或超声等技术可能实现胶囊的外部供电，这种技术的发展可使胶囊内镜的工作无需电池，从而减小胶囊的体积并减轻重量，并为其他功能胶囊内镜（如活检、给药）的发展提

供可能。

4. 功能胶囊内镜

（1）活检胶囊内镜：胶囊内镜作为检查方法最大的缺陷是无法进行活检。目前活检胶囊内镜仅限于动物实验或体外模拟试验，其工作原理为在胶囊内镜上装置一个可收缩的微型活检装置（如活检钳爪式、活检剃刀式、中空细针式等），能够钳取组织，并能够将组织样本回收进胶囊而带出体外。

（2）治疗胶囊内镜：近年来，治疗性胶囊内镜成为研究的热点。2008年Valdastri等首次报道了胶囊内镜治疗消化道出血的体内试验，他们利用磁场控制胶囊定位，并利用镍钛合金夹子夹闭出血点。振动胶囊可通过调节结肠蠕动波缓解便秘症状。而药物运输胶囊可携带药物，运输药物至指定部位并释放，其工作原理为通过锚定机制协助准确定位（如机械锚定装置或磁控锚定装置），通过药物释放控制装置控制药物释放的速度和剂量。

胶囊内镜正在向微型化、智能化、多功能化的方向发展，随着胶囊内镜辅助技术的不断发展，胶囊内镜对疾病的诊断能力必将提升，胶囊内镜的治疗功能也将得以拓展。

（郑翠芳）

参考文献

［1］顾元婷，廖专，李兆申.磁控胶囊内镜研究和应用进展［J］.中华消化内镜杂志，2017，2（34）：143-145.

［2］国家消化系统疾病临床医学研究中心（上海），国家消化内镜质控中心，中华医学会消化内镜学分会胶囊内镜协作组等.中国小肠胶囊内镜临床应用指南（2021，上海）［J］.中华消化内镜杂志，2021，8（38）：589-614.

［3］廖专，李兆申.胶囊内镜20年发展和展望［J］.中国实用内科杂志，2022，42（1）：1-7.

［4］廖专，李兆申.胶囊内镜廿年之发展：弱冠之年，而立之心［J］.中华内科杂志，2021，2（59）：89-94.

［5］吴姗，戈之铮.胶囊内镜的历史与发展［J］.中国实用内科杂志，2018，38（4）：275-277.

［6］Appleyard M, Glukhovsky A, Swain P. Wireless-capsule diagnostic endoscopy for recurrent small-bowel bleeding［J］. N Engl J Med, 2001, 344(3): 232-233.

［7］Bang S, Park JY, Jeong S, et al. First clinical trial of the "MiRo" capsule endoscope by using a novel transmission technology: electric-field propagation［J］. Gastrointest Endosc, 2009, 69(2): 253-259.

［8］Blanco-Velasco G, Hernández-Mondragón OV, Solórzano-Pineda OM, et al. Which model of small bowel capsule endoscopy has a better diagnostic yield? A systematic review and meta-analysis［J］. Acta Gastroenterol Belg, 2022, 85(3): 1-9.

［9］Blanco-Velasco G, Zamarripa-Mottú RA, Solórzano-Pineda OM, et al. Comparison in the diagnostic yield between "Pillcam SB3" capsule endoscopy and "OMOM Smart Capsule 2" in small bowel bleeding: a randomized head-to-head study［J］. Dig Dis. 2021, 39(3): 211-216.

［10］Chen YZ, Pan J, Luo YY, et al. Detachable string magnetically controlled capsule endoscopy for complete viewing of the esophagus and stomach［J］. Endoscopy, 2019, 51(4): 360-364.

［11］Dulai PS, Levesque BG, Feagan BG, et al. Assessment of mucosal healing in inflammatory bowel disease: review［J］. Gastrointest Endosc, 2015, 82(2): 246-255.

［12］Duvvuri A, Desai M, Vennelaganti S, et al. Diagnostic accuracy of a novel third generation esophageal capsule as a non-invasive detection method for Barrett's esophagus: a pilot study［J］. Journal of gastroenterology and hepatology, 2020, 36(5): 1222-1225.

［13］Eliakim AR. Video capsule endoscopy of the small bowel (PillCam SB)［J］. Curr Opin Gastroenterol, 2006, 22(2): 124-127.

［14］Eliakim R, Fireman Z, Gralnek IM, et al. Evaluation of the PillCam colon capsule in the detection of colonic pathology: results of the first multicenter, prospective, comparative study［J］. Endoscopy, 2006, 38(10): 963-970.

［15］Eliakim R, Spada C, Lapidus A, et al. Evaluation of a new panenteric video capsule endoscopy system in patients with suspected or established inflammatory bowel disease-feasibility study［J］. Endosc Int Open, 2018, 6(10): E1235-E1246.

［16］Eliakim R, Yassin K, Niv Y, et al. Prospective multicenter performance evaluation of the second-generation colon capsule compared with colonoscopy［J］. Endoscopy, 2009, 41(12): 1026-1031.

［17］Eliakim R, Yassin K, Shlomi I, et al. A novel diagnostic tool for detecting oesophageal pathology: the PillCam oesophageal video capsule［J］. Alimentary pharmacology & therapeutics, 2004, 20(10): 1083-1089.

［18］Enns RA, Hookey L, Armstrong D, et al. Clinical practice guidelines for the use of video capsule endoscopy ［J］. Gastroenterology, 2017, 152(3): 497–514.

［19］Guo XD, Luo ZY, Cui HP, et al. A novel and reproducible release mechanism for a drug-delivery system in the gastrointestinal tract ［J］. Biomed Microdevices, 2019, 21(1): 25.

［20］Hosoe N, Takabayashi K, Ogata H, et al. Capsule endoscopy for small-intestinal disorders: current status ［J］. Dig Endosc, 2019, 31(5): 498–507.

［21］Iddan G, Meron G, Glukhovsky A, et al. Wireless capsule endoscopy ［J］. Nature, 2000, 405(6785): 417.

［22］Ionescu AG, Glodeanu AD, Ionescu M, et al. Clinical impact of wireless capsule endoscopy for small bowel investigation (Review) ［J］. Exp Ther Med, 2022, 23(4): 262.

［23］Liao Z, Duan XD, Xin L, et al. Feasibility and safety of magnetic-controlled capsule endoscopy system in examination of human stomach: a pilot study in healthy volunteers ［J］. J Interv Gastroenterol, 2012, 2(4): 155–160.

［24］Liao Z, Gao R, Li F, et al. Fields of applications, diagnostic yields and findings of OMOM capsule endoscopy in 2400 Chinese patients ［J］. World J Gastroenterol, 2010, 16(21): 2669–2676.

［25］Liao Z, Hou X, Lin-Hu EQ, et al. Accuracy of magnetically controlled capsule endoscopy magnetically controlled capsule endoscopy, compared with conventional gastroscopy, in detection of gastric diseases ［J］. Clin Gastroenterol Hepatol, 2016, 14(9): 1266–1273.

［26］Mishkin DS, Chuttani R, Croffie J, et al. ASGE technology status evaluation report: wireless capsule endoscopy ［J］. Gastrointest Endosc, 2006, 63(4): 539–545.

［27］Neu B, Wettschureck E, Rösch T. Is esophageal capsule endoscopy feasible? Results of a pilot ［J］. Endoscopy, 2003, 35(11): 957–961.

［28］Oliva S, Cohen SA, Di Nardo G, et al. Capsule endoscopy in pediatrics: a 10-years journey ［J］. World J Gastroenterol, 2014, 20(44): 16603–16608.

［29］Pai AK, Jonas MM, Fox VL. Esophageal capsule endoscopy in children and young adults with portal hypertension ［J］. J Pediatr Gastroenterol Nutr, 2019, 69(6): 641–647.

［30］Pennazio M, Santucci R, Rondonotti E, et al. Outcome of patients with obscure gastrointestinal bleeding after capsule endoscopy: report of 100 consecutive cases ［J］. Gastroenterology, 2004, 126(3): 643–653.

［31］Son D, Gilbert H, Sitti M. Magnetically actuated soft capsule endoscope for fine-needle biopsy ［J］. Soft Robot, 2020, 7(1): 10–21.

［32］Spada C, Spera G, Riccioni M, et al. A novel diagnostic tool for detecting functional patency of the small bowel: the Given patency capsule ［J］. Endoscopy. 2005, 37(9): 793–800.

［33］Zhang YP, Zhang YN, Huang XJ. Development and application of magnetically controlled capsule endoscopy in detecting gastric lesions ［J］. Gastroenterol Res Pract, 2021, 2021: 2716559.

第二节 儿童胶囊内镜检查准备及注意事项

一、适应证和禁忌证

（一）适应证

胶囊内镜检查是一种无创性检查手段，主要用于小肠疾病的诊断和随访。在儿童群体中，胶囊内镜检查避免了造影剂、辐射或麻醉药物的使用，相对于计算机断层扫描（CT）等影像学检查和胃肠镜检查更具有无创性及安全性优势，甚至可用于8个月及以上或体重超过8 kg的婴幼儿。其适应证如下。

（1）不明原因消化道出血。

（2）不明原因的缺铁性贫血。

（3）克罗恩病。

（4）疑似小肠肿瘤。

（5）监测小肠息肉综合征的发展。

（6）疑似或难以控制的吸收不良综合征。

（7）非甾体抗炎药相关性小肠黏膜损害。

（8）临床考虑小肠病变的疾病，如移植物抗宿主病、肠白塞病等。

不明原因消化道出血（OGIB）是小肠胶囊内镜的主要适应证之一。国内外多个临床应用指南中将小肠胶囊内镜作为OGIB患儿的一线检查方式。不明原因的缺铁性贫血进行消化道出血筛查时，若上、下消化道内镜检查不能确诊病因，需要对小肠进行评估时，首选小肠胶囊内镜检查。若在出血不稳定的情况下，急诊内镜检查或血管造影比胶囊内镜更加合适。在持续性出血且情况稳定时，应尽快行胶囊内镜检查明确原因。若胶囊内镜检查结果为阴性但持续出血，怀疑病变部位在小肠的患儿，可再次行胶囊内镜、小肠镜、影像学等检查，但若无持续出血，先保守治疗并随访观察。

胃肠疾病中，小肠胶囊内镜在克罗恩病中的应用较为广泛，可观察到小肠黏膜病变情况，因此可用于初次诊断、疾病分型、监测黏膜愈合、监测疾病复发、明确病变范围和严重程度，以及评估治疗手段的疗效。同时胶囊内镜检查结果也对排除小肠克罗恩病有高度特异性。克罗恩病患儿使用胶囊内镜的情况，还包括以下几种情况。

（1）出现克罗恩病的临床特征，但结肠镜检查和影像学检查未发现病变时，若无梗阻或肠狭窄症状，可行小肠胶囊内镜检查，但推荐在检查前常规行小肠影像学检查。

（2）出现克罗恩病的临床特征，不能使用结肠镜或影像学检查时，胶囊内镜在近端小肠能够检测到更多的病变。

（3）已确诊克罗恩病患儿，若小肠影像学无明显阳性结果时，可进行小肠胶囊内镜检查，了解小肠是否存在病变及其情况。

（4）当需要评估小肠黏膜愈合程度时，胶囊内镜检查是必要的。

（5）在结肠切除术后，疑似小肠复发的克罗恩病患儿，通过肠镜检查或影像学检查未能确诊复发情况的，在没有出现狭窄或其他梗阻的患儿中使用胶囊内镜检查可以提供更多信息。

小肠肿瘤在儿童并不常见，胶囊内镜对小肠肿瘤的诊断有一定的价值，发现率高于CT检查，但仍存在约19%的漏诊率。当小肠出血和缺铁性贫血原因不明，且小肠影像学阴性时，可尽早行胶囊内镜检查明确是否存在小肠肿瘤。如果影像学检查已经提示了小肠肿瘤的可能，应进行小肠镜检查，并进行活检取样病理检查。当胶囊内镜提示黏膜下肿物时，仍然需要进一步进行小肠镜检查确诊。在治疗后的小肠肿瘤随访中不建议使用小肠胶囊内镜。

小肠胶囊内镜对于小肠息肉的检出率高于小肠磁共振，尤其对于 < 5 mm 的息肉检出率更具优势。并且对于遗传性息肉病，小肠胶囊内镜是一种有效的监测疾病发展的手段。家族性腺瘤性息肉病的近端小肠的监测可使用传统内镜，其余肠段的检查推荐使用小肠胶囊内镜。对波伊茨-耶格综合征患儿，小肠胶囊内镜是诊断和随访的重要手段，建议在小肠胶囊内镜检查中若发现大息肉（10 ～ 15 mm）时，进一步采用小肠镜检查并及时切除息肉。

胶囊内镜可用于营养吸收障碍及蛋白丢失性肠病的病因诊断。对疑似乳糜泻的患儿，应先进行内镜及活检病理检查，以便确诊，因此并不常规使用胶囊内镜进行诊断，但若不愿或不能接受常规内镜检查的患儿，方可考虑使用胶囊内镜检查以辅助诊断。若已经确诊乳糜泻的患儿，无需额外进行胶囊内镜的检查。经治疗后的乳糜泻和无法解释症状的患儿，由于胶囊内镜有助于发现乳糜泻的严重并发症，如溃疡性空肠炎、淋巴瘤、肠道相关性T细胞淋巴瘤、纤维上皮息肉和腺癌等，建议行胶囊内镜检查。但对于难治性乳糜泻患儿或对治疗有反应但持续出现其他新症状的患儿，在血清学检查阴性或内镜检查不能解释症状时，才推荐使用胶囊内镜检查。

其他小肠疾病，包括消化道畸形，如小肠憩室，在无法进行小肠镜检查时，小肠胶囊内镜仍是重要的检查手段。不明原因的腹痛和慢性腹泻，小肠胶囊内镜均能够对小肠是否存在病变进行筛查，如食物过敏相关胃肠疾病、移植物抗宿主病（graft versus host disease, GVHD）、非甾体抗炎药相关性小肠黏膜损害、寄生虫、肠结核等。此外，还可以通过胶囊内镜运动的时间和轨迹进行胃肠动力障碍性疾病的研究。

■（二）禁忌证

1. 绝对禁忌证　无手术条件或拒绝接受任何腹部手术者，一旦胶囊内镜滞留将无法通过手术取出。

2. 相对禁忌证　包括：① 已知或怀疑存在消化道梗阻、狭窄；② 已知或怀疑消化道穿孔、瘘管；③ 心脏起搏器或已植入其他电子医学仪器；④ 严重吞咽困难；⑤ 已知对胶囊内镜材料过敏。

无手术条件或拒绝接受任何腹部手术者，一旦胶囊内镜滞留将无法通过手术取出，为保证该项检查的安全性，此项为绝对禁忌证。消化道梗阻、狭窄、穿孔、瘘管等情况为胶囊内镜检查的相对禁忌证，需要在充分评估消化道情况和做好胶囊滞留处理的情况下，完成检查。若发生滞留，许多与潜在的肠道病理性原因相关，如憩室、狭窄、炎症等，可通过胶囊的定位发现相应病变，并进行处理。若克罗恩病患儿吞服胶囊后，因肠道狭窄出现潴留的病例，通常可以使用药物进行保守处理，如果胶囊在药物治疗试验后不能自然通过，可以通过小肠镜甚至外科手术方式取出。对于严重吞咽困难，且需要必须完成胶囊内镜检查者，可以考虑使用内镜辅助送入的方式进行检查。

尽管胶囊内镜生产制造商将带有心脏起搏器或其他植入式电子设备的患者列为检查禁忌，但研究发现，胶囊内镜检查设备并不会干扰心脏植入式设备的工作，危及患者的生命。因此，2021年《中国小肠胶囊内镜临床应用指南》指出，安装心脏起搏器或已植入其他电子医学仪器患者作为相对禁忌证，需在详细平衡检查利弊后，签署知情同意书方可接受小肠胶囊内镜检查。

（熊励晶　谢晓丽）

二、检查前准备

胶囊内镜可直接对胃肠道进行全面的可视化检查，尤其是普通胃肠镜无法到达的小肠区域，填补了小肠无创性、可视化检查的空白。胶囊内镜是筛查、诊断和随访肠道病变的重要手段，其诊断的准确性和安全性与饮食准备和肠道准备密切相关。充分的饮食准备和肠道准备可使患儿获得较高的肠道清洁度，对实现高质量的诊疗效果具有重要意义。饮食准备和肠道准备不充分时可降低胶囊内镜检查的有效性和安全性，影响疾病的检出率。

（一）饮食管理

推荐儿童在检查胶囊内镜前一天采用低残留/低纤维饮食或清流质饮食。流质饮食一般指透明液体饮食，如清水、澄清的果汁、清炖肉汤和无色运动饮料等易吸收、不易在肠道内留下残渣的食物。低残留/低纤维饮食一般包括奶制品、精米、精面、烹饪过的蔬菜和结缔组织少的肉类等，但不包括豆类、全麦食物和生果蔬等高纤维或容易产生气体的食物。为避免影响镜下结果，需要对患儿限制或禁食火龙果、奇异果等带有颜色及果籽的食物。肠内营养粉作为一种高能量的低残留/低纤维饮食已经被应用于临床。

不建议吞服胶囊后立即进食粥、面条等流质软食，以防流质软食在肠道内运动过快而影响胶囊视野。建议吞服胶囊内镜2 h后可饮清水，4 h后可进食少许清淡固体食物，如馒头、面包等。早期饮用透明液体或可提高胶囊的视野质量，促进胃肠蠕动推动胶囊运动。吞服胶囊内镜8 h后可正常进食。

（二）肠道准备及评估

1.常用药物

（1）肠道清洁剂：儿童理想的肠道清洁剂制剂应该具有适口性、低容量、价格低廉、清洁效果好等特性，不会引起不良事件，不会引起肠道黏膜外观和组织学的改变，但是现有制剂都不能完全符合条件。

聚乙二醇（polyethylene glycol, PEG）为容积性导泻剂，是目前应用最为广泛且国内外指南一致推荐的肠道清洁剂，具有较好的肠道清洁效果。PEG不影响肠黏膜的组织学表现，不会改变患儿内镜及组织学特征，不会影响病情的判断。此外，对存在电解质紊乱的患儿（心力衰竭、肾功能不全、肝硬化腹水等）、孕妇和婴幼儿等特殊患儿，PEG为肠道准备的首选用药，具有较高的安全性。PEG的常见不良反应为消化道症状，主要包括恶心、呕吐、腹痛、腹泻等。PEG主要有PEG-4000电解质散、PEG-3350电解质散等。

国内外关于聚乙二醇电解质散的说明书中用法、用量、适应证有所不同，主要体现在以下方面：① 国外常用PEG-3350，国内为PEG-4000，分子量有差别，药理作用无差别。② 国外适用人群：> 6个月儿童，包括没有穿孔风险的克罗恩病；国内适用人群：不含硫酸钠的PEG电解质散 < 2岁儿童慎用，克罗恩病禁用；其他PEG电解质散在儿童中的安全性、有效性尚不确定，不推荐儿童使用。PEG电解质散药物说明书中提及的不良反应是医生和患儿及其家长可接受的。基于儿童体验反馈，不含硫酸钠的PEG电解质散口感稍好。

（2）祛泡剂：西甲硅油、二甲硅油是目前用于肠道准备的常用祛泡剂，主要通过改变气泡表面张力，使气泡破裂，从而达到消除气泡的目的。西甲硅油进入消化道后不被吸收进入血液循环，具有较高的安全性。在胶囊内镜的肠道准备中适当应用祛泡剂可有效减少气泡的产生，从而提高肠道准备质量。2004年Albert等首次证实了西甲硅油的应用效果，此后逐渐应用于胶囊内镜检查前的胃肠道准备。研究显示，对比单纯禁食和使用肠道清洁剂的肠道准备，在胶囊内镜前30 min应用西甲硅油，可显著减少胃肠道内的气泡，提高黏膜可视化程度，但不能缩短小肠转运时间，对胶囊检查完成率无显著影响，能否提高诊断效能亦存在争议。

（3）促胃肠动力药物：促胃肠动力药物的使用仍然是一个有争议的问题。小肠检查不全的主要原因是胃转运时间延长，促胃肠动力药物被用于帮助胶囊从胃进入小肠。然而，研究显示单用促胃肠动力药物对提高小肠胶囊内镜完成率无效。对于存在检查不全风险的患儿，如既往有腹部手术史、胃排空延迟、糖尿病、神经病变、严重甲状腺功能减退或使用精神药物的患儿，在经实时监测证实，胶囊在胃中停留30 ～ 60 min或以上时，可以考虑给予患儿服用某些促胃肠动力药物（甲氧氯普胺、多潘立酮）以避免检查不全。欧洲消化内镜学会（European Society of Gastrointestinal Endoscopy, ESGE）建议通过对胃排空延迟患儿进行实时胃排空监测，可以使用促动力药物和（或）内镜辅助胶囊进入十二指肠。

2. 肠道准备　由于胶囊内镜进入小肠后，胶囊内镜的确切位置无法确定，并且无法冲洗或吸引液体，因此肠道准备至关重要。食物残渣、胆汁分泌物、气泡及血液，尤其是小肠远端和难以到达的盲肠部位的内容物都有可能影响疾病的诊断。良好的检查前小肠清洁能够提高疾病诊断率。目前小肠胶囊内镜肠道准备的最佳方案尚未确定。Cohen和Oliva等对儿童进行的随机单盲研究表明，在胶囊内镜前一天晚上口服低容量PEG（25 mL/kg），胶囊内镜吞服前30 min口服20 mL（376 mg）西甲硅油，可以产生更好的可视化分数。胶囊内镜前通常禁食

10 ～ 12 h，我国学者建议在儿童小肠胶囊内镜检查前4 h给予25 mL/kg PEG方案进行肠道准备，同时常规使用祛泡剂。目前西甲硅油的最佳剂量及作用范围尚未确定，推荐剂量为80 ～ 200 mg。有研究显示，小肠胶囊内镜肠道准备时联合应用西甲硅油80 mg具有更好的肠道清洁度。

3. 肠道准备评估　目前关于小肠胶囊内镜的肠道准备评估量表并没有共识或指南建议，还没有专门针对儿童或在儿童人群中经过验证的评估量表。不同研究单位的评估量表不尽相同。好的评分系统必须具备"可靠性、可验证性、应答性"的特点，但目前还缺乏达成共识的评分标准。

肠道清洁评分标准（the visualized area percentage assessment of cleansing score, AAC）的优点是可以提供小肠清洁度的直观和定量评估，这是已发表论文中普遍使用的方法。使用AAC的缺点是评分结果受采样间隔不同、样本质量不同的影响，并且可视化区域的计算比较耗时，评分人的水平也有不同。

Bubble量表作为一种针对肠道清洁度的评估标准，被广泛用于评估肠道准备过程中添加祛泡剂后的祛泡效果（表1-3、图1-6）。

表1-3 · 肠道准备质量的Bubble量表评分标准

分　级	描　　述
0级	无气泡
1级	少量气泡，黏膜显示清晰
2级	虽然有中等量气泡，但黏膜显示清晰度尚可，有轻度影响
3级	肠黏膜表面有大量气泡，黏膜显示欠清晰，有较大影响

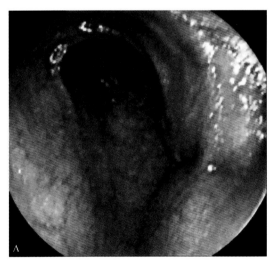
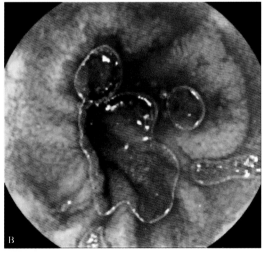

图1-6 · 肠道准备质量的Bubble量表评分标准

A. 0级，无气泡；B. 1级，少量气泡，黏膜显示清晰；C. 2级，虽然有中等量气泡，但黏膜显示清晰度尚可，有轻度影响；D. 3级，肠黏膜表面有大量气泡，黏膜显示欠清晰，有较大影响

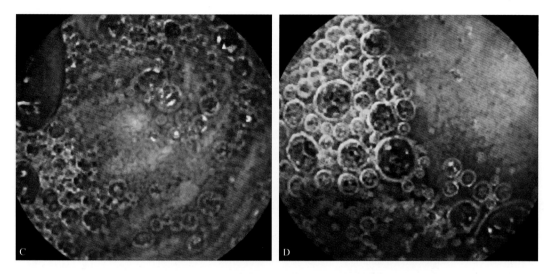

图1-6（续）·肠道准备质量的Bubble量表评分标准

　　有学者以小肠清洁度和气泡负荷量为观察指标，根据胶囊通过时间把小肠分为近段、中段和远段三部分，使用四级量表来评估黏膜不含食物残渣/气泡的程度：1级=超过90%，2级=75%～90%，3级=50%～75%，4级=小于50%。

　　加拿大学者在一项韩国研究的基础上，将改良开发的小肠胶囊内镜肠道准备量表命名为韩国-加拿大评分（KODA评分）（表1-4，图1-7）。在这一评分量表中，每帧图像根据两个指标进行评分：① 可视化黏膜（VM），为可见黏膜的图像百分比；② 遮盖程度（DO），为被食物残渣、气泡和胆汁遮挡的图像百分比。每个指标的得分在0～3，并且总分是两个指标得分的平均值。KODA评分建议在小肠转运过程中每5 min检查一张图像，主要是考虑到在典型的胶囊视频中，小肠传输时间为3 h，仅需查看36张图像。

表1-4·小肠胶囊内镜KODA评分

黏膜可视化百分比评分	描述（可视化百分比）
3分	> 75%
2分	50%～75%
1分	25%～49%
0分	< 25%
视野遮盖程度评分	描述（视野遮盖的百分比）
3分	< 5%
2分	5%～25%
1分	26%～50%
0分	> 50%

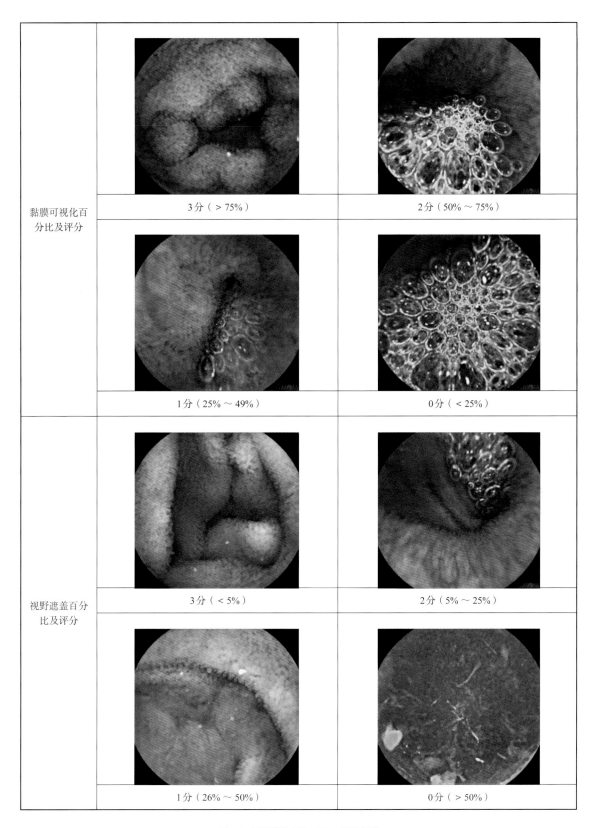

黏膜可视化百分比及评分	3分（＞75%）	2分（50%～75%）
	1分（25%～49%）	0分（＜25%）
视野遮盖百分比及评分	3分（＜5%）	2分（5%～25%）
	1分（26%～50%）	0分（＞50%）

图1-7 · 小肠胶囊内镜KODA评分标准

计算机肠道清洁评分系统（computed assessment of cleansing score, CAC）逐渐应用于胶囊内镜的肠道准备质量评估。CAC的优势在于，它可以评估小肠任何部位的单个图像或多个图像，花费的时间更少，并且结果不受人为因素的影响。使用CAC的缺点是它使用视觉模拟比例（红色与绿色的颜色强度比）来评估图像，视觉模拟量表无法具体区分气泡、食物残渣、粪便物质、不透明分泌物和胆汁。CAC的实用性还需进一步大规模研究验证。

■（三）吞咽和放置

胶囊内镜体积相对较大，而儿童口咽部体积小，缺乏吞咽大块食物的经验，加之对吞服胶囊内镜过程的未知恐惧，导致吞咽胶囊时程过长甚至失败。胶囊内镜工作时长有限，有效检查工作时间为10 h±2 h，吞咽花费时间过长将严重影响全小肠检查完成率。研究显示，胶囊内镜对小肠疾病的总体诊断率为87%，胶囊内镜全小肠检查完成率约为80%，仍有20%患儿因胶囊内镜未到达盲肠或结肠而无法完整观察小肠黏膜，可能导致漏诊。因此，为了在有效时间内完成全小肠检查，减少吞服胶囊内镜花费的时间显得至关重要。

吞咽困难是儿童吞服胶囊常见的问题，在对于儿童尤其是幼儿进行胶囊内镜检查前，可指导患儿进行吞咽动作学习，也可以利用内镜设备如圈套器、外套管、异物篮或特定的递送设备在胃镜辅助下将胶囊放置于胃或十二指肠。近期的一项回顾性研究发现，高达25.5%的儿童无法吞咽胶囊或胶囊未能通过胃窦，需要进行胃镜辅助操作（图1-8）。

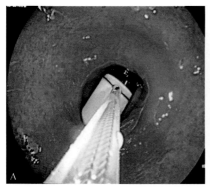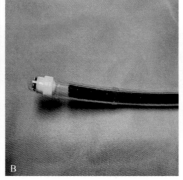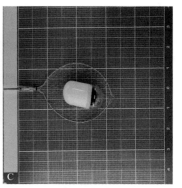

图1-8·胃镜辅助下放置胶囊内镜
A. 圈套器；B. 外套管；C. 异物网篮

一种名为"stimulus fading"的技术被用来锻炼患儿的吞咽功能，通过先吞咽小的，然后再吞咽逐渐变大的明胶胶囊或糖果，用水、其他液体，甚至是少量酸奶、布丁或苹果酱来辅助吞咽。一种前置的胶囊释放装置（AdvanCE™）可以辅助放置胶囊内镜。但是，对于两端都有摄像头的新型SB3和PCE胶囊，这一装置可能会损坏镜头，干扰判读。

在签署胶囊内镜知情同意书后，胶囊内镜检查开始工作1 h后仍然拒绝吞服胶囊内镜的患儿，可以征得患儿及其家属同意后使用胃镜辅助直接将胶囊内镜置入十二指肠。患儿吞服胶囊内镜2.5 h后仍未通过幽门进入十二指肠者，在患儿及其家属同意后使用胃镜辅助将胶囊内镜置入十二指肠。

（四）知情同意和宣教

小肠胶囊内镜检查前应签署知情同意书，告知患儿可能存在的风险，包括小肠检查不完全、检查失败及胶囊滞留等。加拿大胃肠病协会（Canadian Association of Gastroenterology, CAG）小肠胶囊内镜检查指南指出，胶囊内镜知情同意书中应包含可能的风险，包括检查失败（未能提供有意义的小肠图像）、胶囊滞留及可能漏诊病灶等。

生物–心理–社会医学模式要求护士在为患儿提供身体疾病治疗的同时，更应关注患儿及其家属的心理变化情况。日本一项多中心研究表明，在内镜检查前针对具体流程进行解释，可以减轻患儿和家长的焦虑程度。患儿在面对未知的胶囊内镜时，会出现与实际情境不符的紧张、害怕、过度焦虑，会影响胶囊内镜的吞服。

目前有多种策略可用于宣教以提高患儿对胶囊内镜检查过程的认知程度。对于≥7岁的儿童，建议使用卡通图片或视频对儿童及其父母或法定监护人进行健康教育。在提高肠道准备质量的众多健康教育方式中，最容易被理解和接受的是视频或图像形式。动画视频里动画形象有趣，讲解浅显易懂，氛围轻松，符合儿童生理特点，是适用于儿童宣教的最佳选择之一。有效的信息传递可以提高患儿对吞服胶囊依从性及自主吞服成功率，从而缩短吞服胶囊内镜的时间，增加胶囊内镜全小肠检查完成率。

（吴婕　芦军萍）

三、检查后注意事项

（1）患儿吞服胶囊后，按时记录相关症状及监视数据记录仪上闪烁的指示灯，以确定检查设备的正常运行。

（2）检查期间避免剧烈运动及进入强磁场区域，以防图像信号受到干扰。

（3）检查过程中一旦出现腹痛、恶心、呕吐等现象需要及时通知医生进行监测。

（4）患儿吞服胶囊1h后通过实时监测设备观察胶囊位置和状态，胶囊未通过幽门者可考虑使用促胃肠动力药物。

（5）胶囊在胃内停留时间过长时，要考虑用胃镜将胶囊送入小肠。

（6）在服用胶囊2h后可饮清水，4h后可以进少许清淡食物。

（7）在胶囊电池耗尽时或胶囊经回盲瓣进入结肠（小肠胶囊内镜）或自肛门排出体外（结肠胶囊内镜）后将数据记录仪从患儿身上取下，并连接到可进行数据处理的工作站。将数据记录仪中的图像资料最终下载至工作站中，并由相关软件进行处理。

（8）在胶囊内镜检查及胶囊尚未排出体外时，不能接受磁共振检查（MRI）。

（9）如果胶囊检查未完成（胶囊未到达结肠），且吞服2周后未见排出，推荐行腹部X线检查以确认胶囊是否仍在体内。

（陈佩瑜）

四、并发症及其处理

胶囊内镜自2000年应用于临床以来，在小肠疾病的诊断、治疗疗效评估等方面发挥重要作用，但也存在一定的风险和并发症，如胶囊滞留和胶囊误吸入气道，甚至发生胶囊破裂等，影响胶囊内镜的推广运用。

■（一）胶囊内镜滞留

胶囊内镜滞留（capsule retention, CR）首次报道于2003年，Cave等于2005年首次对CR给出定义。CR指在没有针对性干预措施的情况下，胶囊在消化道留置时间超过2周。CR是胶囊内镜检查最常见的并发症，儿童CR占并发症的86.2%，最常见的滞留部位是小肠，也可能滞留在食管、胃和结肠等部位。CR与年龄、胶囊大小无关，与疾病种类有关。食管溃疡狭窄、食管憩室、嗜酸性粒细胞性食管炎、幽门狭窄、十二指肠憩室是胶囊内镜滞留于上消化道的原因。克罗恩病、小肠肿瘤、肠道憩室、肠结核、非甾体抗炎药相关性肠病、放射性肠炎、缺血性肠病及腹部手术史等是CR的高危因素。儿童CR最常见的疾病为克罗恩病、不明原因消化道出血、肿瘤性病变，滞留率分别为2.6%、1.2%和2.1%。

1. 预防CR的措施　多数发生CR的患者无明显临床症状，部分CR病例会出现较为严重的并发症，如肠梗阻、肠穿孔等，需要手术治疗，因此在胶囊内镜检查前评估消化道通畅度对预防CR尤为重要。在胶囊内镜检查前，须充分完善患者的病史采集，消化道造影、MRI、CT检查可协助排除肠腔狭窄，以降低CR发生的风险。但部分CR发生在肠道影像学检查无狭窄的病例，2005年首例探路胶囊（patency capsule, PC）应运而生，影像学及PC的滞留阴性预测值分别为91%和94%。PC是一种自溶式胶囊，其形状和大小与胶囊内镜相似，内含有钡剂及无线射频感应器；吞服后在体内保持完整形态30～40 h，在80～100 h后完全降解。建议滞留高风险人群（如已明确或疑似小肠狭窄或梗阻、确诊或疑诊克罗恩病、既往有腹部手术史等）先行PC导向测试，从而降低滞留的风险。便秘、胃肠动力差导致PC排出延迟可造成假阳性结果，而当PC滞留小肠在预定的时间内未能排出，临床通过无线电探测器或X线错误地将PC误认为在结肠可出现假阴性结果。临床中症状性PC滞留是罕见的，可能与PC的溶解碎片在狭窄的小肠段脱落引起疼痛或局部梗阻有关，磁共振弥散成像可以预测PC滞留的发生。

2. CR后处理　腹部X线平片是确诊CR的首选，可通过腹部CT平扫明确CR具体位置。CR通常无症状，因此建议进行初始观察监测。目前取出滞留胶囊的方法主要有药物、内镜和外科手术。

（1）药物治疗后自发排出：对于良性狭窄，可试用糖皮质激素、生物制剂等药物减轻组织水肿及炎症，用生长抑素类药物抑制肠液分泌，部分患者的梗阻病变得以缓解后胶囊可自行排出。

（2）内镜：对于明确胶囊不能通过狭窄肠段者，可选择双气囊小肠镜取出滞留的胶囊，同时有助于肿瘤样病变的组织学取样、内镜下观察和特殊染色，并明确CR的原因。双气囊小肠镜取出滞留胶囊的成功率达86.5%，顺行取出成功率高于逆行，滞留在空肠及以上部位的胶囊内镜更易于取出。

（3）外科手术：胶囊滞留时间的长短并不是手术与否的指征。胶囊发生滞留的肠段往往是存在病变的位置，手术不仅可以取出滞留的胶囊，还能够切除恶性病变、狭窄段病变。对于发生胶囊滞留的急性并发症如胶囊分解破碎、急性肠梗阻、肠穿孔或发生纤维性肠狭窄的病例，需要及时手术干预治疗。在明确存在肿瘤性疾病的病例中，首选手术干预治疗。腹腔镜手术取出滞留的胶囊具有创伤小、愈合快的优势。

综上所述，胶囊内镜检查前应仔细询问病史，发现CR可能的高危因素，与患者充分沟通并告知风险，在行胶囊内镜检查前使用影像学手段或PC检查评估消化道的通畅性以降低CR的风险。一旦发生CR，密切观察有无肠梗阻症状，积极治疗原发疾病，必要时采取内镜检查或手术干预取出滞留的胶囊。

（二）误吸入气道

胶囊内镜误吸入气管首次报道于2003年，总误吸率为0.1%，最常见的吸入部位是右主支气管。胶囊内镜误吸主要见于高龄及吞咽困难患者。59.5%的人有误吸症状，最常见为咳嗽症状。误吸的胶囊内镜绝大多数可通过咳嗽自行排出；若患者咳嗽反射异常，胶囊内镜误吸入气管后可能无特殊症状，需要借助支气管镜取出。胶囊内镜误吸可能出现呼吸窘迫和窒息危及生命，因此对可疑或明确有非阻塞性吞咽障碍的患者，推荐使用传统胃镜将胶囊置入十二指肠，防止胶囊误吸入气管。

在临床运用中掌握胶囊内镜并发症的危险因素，对高危人群提供预防及解决措施，将有利于胶囊内镜的推广运用。

（陈竞芳）

参考文献

［1］国家消化系统疾病临床医学研究中心（上海），国家消化内镜质控中心，中华医学会消化内镜学分会胶囊内镜协作组，上海市医学会消化内镜专科分会胶囊内镜学组.中国小肠胶囊内镜临床应用指南（2021，上海）［J］.中华消化内镜杂志，2021，38（08）：589-614.

［2］黄骏盛，赖华生，农艳瑛，等.美国胃肠病学会2017版胶囊内镜临床指南解读［J］.现代消化及介入诊疗，2017，22（4）：614-617.

［3］王元辰，潘骏，廖专，等.胶囊内镜常见临床不良事件及预防研究［J］.中国实用内科杂志，2022，42（1）：50-54.

［4］游思洪，杨丽华，王敏，等.胶囊内镜上消化道滞留的干预时机和方式探讨［J］.中华消化内镜杂志，2012，29（6）：346-348.

［5］中华医学会消化内镜学分会.中国胶囊内镜临床应用指南［J］.中国实用内科杂志，2014，34（10）：984-991.

［6］中华医学会消化内镜学分会儿科协作组，中国医师协会内镜医师分会儿科消化内镜专业委员会.中国儿童消化内镜诊疗相关肠道准备快速指南（2020，西安）.中华胃肠内镜电子杂志，2021，8（1）：1-12.

［7］Alageeli M, Yan B, Alshankiti S, et al. KODA score: an updated and validated bowel preparation scale for patients undergoing small bowel capsule endoscopy［J］. Endosc Int Open, 2020, 8(8): E1011-E1017.

［8］Argüelles-Arias F, Donat E, Fernández-Urien I, et al. Guideline for wireless capsule endoscopy in children and adolescents: a consensus document by the SEGHNP (Spanish Society for Pediatric Gastroenterology, Hepatology, and Nutrition) and the SEPD (Spanish Society for Digestive Diseases). Rev Esp Enferm Dig, 2015, 107(12): 714-731.

［9］Cohen SA, Oliva S. Capsule Endoscopy in Children［J］. Front Pediatr, 2021, 13; 9: 664722.

［10］Enns RA, Hookey L, Armstrong D, et al. Clinical practice guidelines for the use of video capsule endoscopy［J］. Gastroenterology, 2017, 152(3): 497-514.

［11］Fornaroli F, Gaiani F, Vincenzi F, et al. Applications of wireless capsule endoscopy in pediatric age: an update［J］. Acta Biomed, 2018, 89(9-S): 40-46.

［12］Gao Y, Xin L, Wang YX, et al. Double-balloon enteroscopy for retrieving retained small-bowel video capsule endoscopes: a systematic review［J］. Scand J Gastroenterol, 2020, 55(1): 105-113.

［13］Isoldi S, Cucchiara S, Repici A, et al. Gastrointestinal endoscopy in children and adults: how do they differ?［J］. Dig Liver Dis. 2021, 53(6): 697-705.

［14］Lee HS, Lim YJ, Kim KO, et al. Outcomes and management strategies for capsule retention: a Korean capsule endoscopy nationwide database registry study［J］. Dig Dis Sci, 2019, 64(11): 3240-3246.

［15］Mitselos IV, Katsanos K, Tsianos EV, et al. Clinical use of patency capsule: a comprehensive review of the literature［J］. Inflamm Bowel Dis, 2018, 24(11): 2339-2347.

［16］Nakamura M, Watanabe K, Ohmiya N, et al. Tag-less patency capsule for suspected small bowel stenosis: Nationwide multicenter prospective study in Japan［J］. Dig Endosc, 2021, 33(1): 151-161.

［17］Park SC, Keum B, Hyun JJ, et al. A novel cleansing score system for capsule endoscopy［J］. World J Gastroenterol, 2010, 16(7): 875-880.

［18］Pasha SF, Pennazio M, Rondonotti E, et al. Capsule Retention in Crohn's Disease: A Meta-analysis［J］. Inflamm Bowel Dis, 2020, 26(1): 33-42.

［19］Rezapour M, Amadi C, Gerson LB. Retention associated with video capsule endoscopy: systematic review and meta-analysis［J］. Gastrointest Endosc, 2017, 85(6): 1157-1168.

［20］Rondonotti E, Spada C, Adler S, et al. Small-bowel capsule endoscopy and device-assisted enteroscopy for diagnosis and treatment of small-bowel disorders: European Society of Gastrointestinal Endoscopy (ESGE) Technical Review［J］. Endoscopy, 2018, 50(4): 423-446.

［21］Veldhuijzen G, Klemt-Kropp M, Terhaar JS, et al. Computer-based patient education is non-inferior to nurse counselling prior to colonoscopy: a multicenter randomized controlled trial［J］. Endoscopy, 2021, 53(3): 254-263.

［22］Yung DE, Plevris JN, Koulaouzidis A. Short article: aspiration of capsule endoscopes: a comprehensive review of the existing literature［J］. Eur J Gastroenterol Hepatol, 2017, 29(4): 428-434.

第二章

儿童胶囊内镜下
正常小肠黏膜

在读取和解释胶囊内镜图片之前，需要了解胶囊内镜下的正常解剖和图像特点，并能判断出胶囊内镜图像中的一些异常表现是否是病理性的。

一、小肠解剖结构及胶囊内镜下的正常图像

成人小肠长5～7 m，上端接幽门与胃相通，下端通过回盲瓣与大肠相连。小肠根据形态和结构变化分为三段，从上向下依次分为十二指肠、空肠和回肠三部分。十二指肠与空肠以Treitz韧带为界，但这一标志在肠腔内无法辨别，胶囊内镜不能发现。空肠和回肠在结构上有一定区别（表2-1），但其确切分界点并不明显。

表2-1 · 空肠和回肠的辨别

项　目	空　肠	回　肠
位　置	小肠近侧2/5	小肠远侧3/5
管　径	大	小
环状皱襞	密而高	疏而低
绒　毛	长	短
血　管	丰　富	较　少
淋巴滤泡	孤立	集合、孤立

1. 十二指肠　呈"C"形，从右侧包绕胰头，可分为球部、降部、水平部和升部四部分。胶囊内镜中十二指肠的观察时间一般很短，通过幽门是判断进入十二指肠的解剖标志（图2-1），是胃十二指肠的分界，有时可见幽门突出，不要将其误认为息肉或者肿块。黏膜的表面结构可提供重要线索：胃黏膜通常比较光滑，典型的十二指肠球部表面可见"裂隙"表现，与其存在组织学隐窝相对应（图2-2）。乳头位于十二指肠降段中部的后中方向，在胶囊内镜下表现为小结节，中间可见针尖样或缝隙样开口，偶有胆汁流出（图2-3、图2-4），十二指肠不充气时，难以看到主乳头。副乳头位于主乳头近端1～2 cm处，在胶囊内镜下很少能看到。

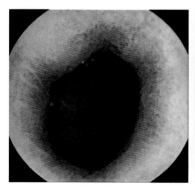 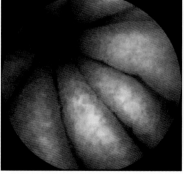 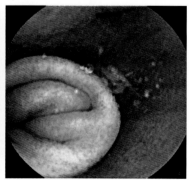

图2-1 · 幽门

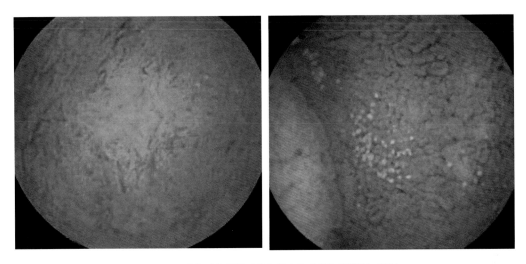

图2-2·十二指肠球部黏膜正常表现（表面可见"裂隙"表现）

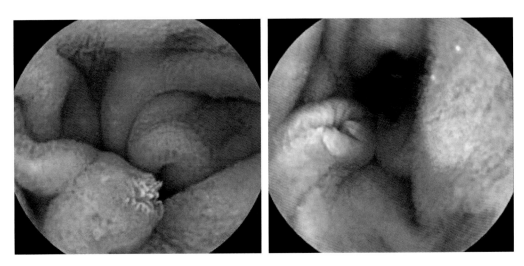

图2-3·主乳头（小结节状，中间可见乳头开口）

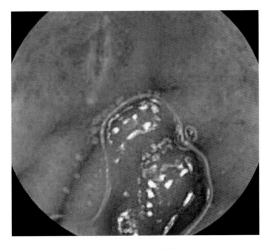

图2-4·主乳头（缝隙样开口）

2. 空肠　小肠近侧约2/5为空肠。与回肠相比较，有管径大、环状黏膜皱襞高而密、黏膜绒毛长、血供丰富、颜色较红、淋巴滤泡孤立的特点。小肠环状黏膜皱襞为突入管腔的黏膜和黏膜下层，用于增加小肠黏膜表面积（图2-5A）。环状黏膜皱襞表面有绒毛，长0.5～1 mm，进一步增加肠腔表面积及小肠的吸收能力（图2-5B）。空肠环状黏膜皱襞高而密，绒毛长，在非扩张状态的空肠可观察到各种环状皱襞的皱褶状态，有时可在皱褶边缘观察到白线（图2-5C），随小肠蠕动发生变化，并于皱襞展平时消失。空肠的直血管较回肠长，但动脉弓级数较少。空肠内有很多散在的粟状孤立淋巴滤泡，胶囊内镜下观察不明显。

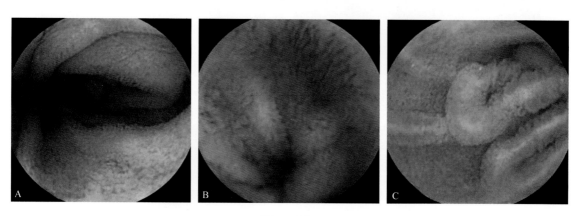

图2-5 · 空肠
A. 空肠环状黏膜皱襞（高而密）；B. 空肠黏膜绒毛（长）；C. 非扩张状态的空肠，皱褶边缘见白线

3. 回肠　小肠远侧3/5为回肠。与空肠相比较，管径较细，管壁较薄，绒毛较短，血管较少，颜色较浅。回肠的环形皱襞较浅，且间距增大，并消失于回肠末端。黏膜绒毛短，且由近端到远端呈进行性缩短。回肠血管较短，但动脉弓的级数多（可达4级或5级）（图2-6），淋巴组织常聚在一起，形成集合淋巴滤泡，回肠末端更为明显（图2-7），不可将其误认为息肉。回盲瓣是回肠连接于结肠的标志（图2-8）。

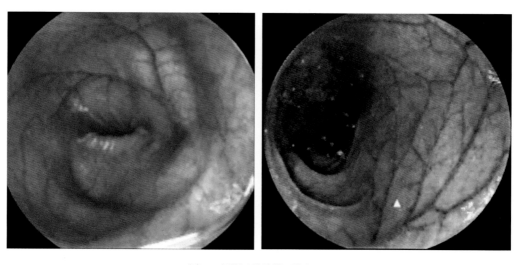

图2-6 · 回肠（管壁薄，绒毛短）

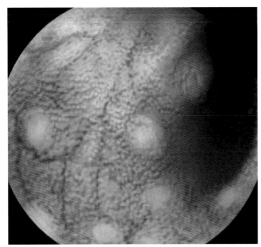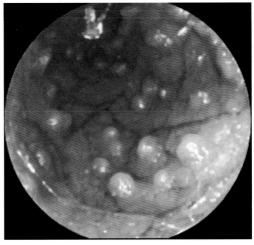

图2-7·回肠末端集合淋巴滤泡

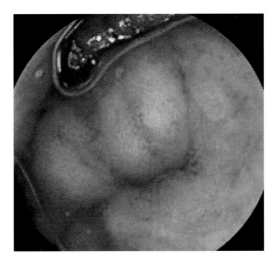

图2-8·回盲瓣

二、胶囊内镜下可能无临床意义的异常表现

1. 淋巴管扩张　单个绒毛内乳糜管扩张时，黏膜表面可表现为白色斑点，可单发，也可多发。胶囊内镜检查时可见小肠黏膜白色点状改变（图2-9），如果不伴有小肠淋巴管扩张的临床表现，则难以确定其临床意义。

2. 静脉显露　胶囊内镜下偶然发现有显露的静脉（图2-10），病变小而不伴有出血等临床表现，并无临床意义，但如果范围大，则要注意有没有导致出血的可能。

3. 憩室　小肠憩室可发生于小肠任何部位，可以不伴有临床症状（图2-11）。

4. 小肠黏膜隆起型改变　小肠肿瘤在儿童非常罕见，胶囊下发现隆起型改变（图2-12），需要鉴别是小肠邻近器官或其他肠袢外压还是黏膜下肿瘤。

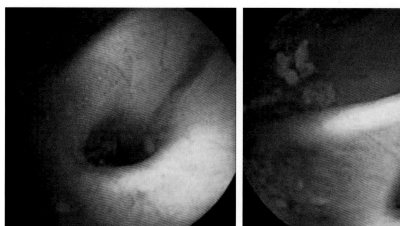

图 2-9 · 小肠黏膜白色点状改变   图 2-10 · 小肠静脉显露

图 2-11 · 小肠憩室

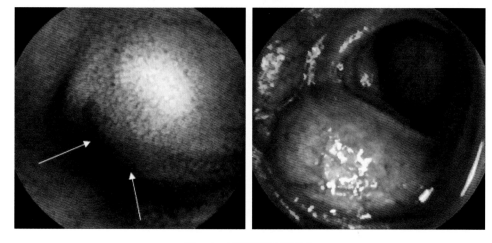

图 2-12 · 小肠黏膜隆起型病变

（李瑞凤　唐子斐）

参考文献

［1］丁自海. 人体解剖学［M］. 北京: 中国协和医科大学出版社, 2007.

［2］张雨生, 金昌洙. 人体解剖学［M］. 4版. 北京: 人民卫生出版社, 2009.

［3］中华医学会消化内镜学分会. 中国胶囊内镜临床应用指南［J］. 中华消化内镜杂志, 2014, 31（10）: 549-558.

［4］Appleyard M, Glukhovsky A, Swain P. Wireless-capsule diagnostic endoscopy for recurrent small-bowel bleeding［J］. New Engl J Med, 2001, 344(3): 232-233.

［5］Faigel DO, Cave DR, 张澎田. 胶囊内镜［E］. 北京: 北京大学医学出版社, 2009.

［6］Pennazio M, Spada C, Eliakim R, et al. Small-bowel capsule endoscopy and device-assisted enteroscopy for diagnosis and treatment of small-bowel disorders: European Society of Gastrointestinal Endoscopy (ESGE) Clinical Guideline［J］. Endoscopy, 2015, 47(4): 352-376.

［7］Sidhu R, Sanders DS, Morris AJ, et al. Guidelines on small bowel enteroscopy and capsule endoscopy in adults［J］. Gut, 2008, 57(1): 125-136.

第三章

炎症性肠病

一、克罗恩病

【概述】

炎症性肠病（inflammatory bowel disease, IBD）是一种慢性肠道炎症性疾病，分为克罗恩病（Crohn's disease, CD）、溃疡性结肠炎（ulcerative colitis, UC）和未确定型IBD（IBD type unknown or unclassifiable, IBD-U）三种类型。目前关于IBD发病机制的研究不断有新的进展，研究结果显示IBD的发病与宿主基因易感性、肠道菌群、饮食和吸烟等环境因素、免疫紊乱有关。克罗恩病患儿主要的临床表现有腹痛、腹泻、血便、体重下降；肠道炎症常累及末端回肠、盲肠、结肠、肛周，也可累及任何一个肠段及上消化道，病变常不连续；病理特点为黏膜下层增厚、透壁性炎症、裂隙样溃疡和肉芽肿。不同地域儿童克罗恩病的患病率不同，欧洲及北美地区儿童克罗恩病的患病率较高，亚洲儿童克罗恩病的患病率相对较低，其中欧洲西部地区可高达38/10万～40/10万，加拿大和美国高达18/10万～48/10万，东亚地区在7/10万左右。

【临床表现】

克罗恩病患儿的临床表现较为多样化，包括消化道表现、全身表现、肠外表现及并发症。消化道症状主要包括腹痛、腹泻、黏液便、血便。全身表现主要为体重减轻、发热、营养不良、贫血、低蛋白血症和生长发育迟缓等。肠外表现包括皮肤黏膜表现（如口腔溃疡、结节性红斑、坏疽性脓皮病）、关节损害（外周关节炎、中轴关节炎等）、眼部病变（如虹膜炎、巩膜炎、葡萄膜炎等）及肝胆疾病等。并发症常见的有瘘管、腹腔脓肿、肠狭窄和梗阻、肛周病变（肛周脓肿、肛周瘘管、皮赘等）。

【胶囊内镜下表现】

一般情况下，克罗恩病患儿胶囊内镜下的小肠病变可以分为7种类型：充血、水肿、绒毛剥脱、阿弗他溃疡、浅表性溃疡、深凹性溃疡和狭窄（图3-1），病变定义及具体描述如下。

（1）充血：部分区域黏膜颜色发红。

（2）水肿：绒毛增宽、肿胀，绒毛的宽度与高度相近或者更宽。

（3）绒毛剥脱：黏膜颜色发红伴绒毛缺失。

（4）阿弗他溃疡：肠上皮组织缺损，中央有白点伴周围红晕，病变周围黏膜正常。

（5）浅表性溃疡：黏膜出现轻度凹陷和上皮组织缺损，基底部白色，不具有阿弗他溃疡和深凹性溃疡的特点。

（6）深凹性溃疡：黏膜出现明显的凹陷和上皮组织缺损，基底部白色，周围黏膜肿胀。

（7）狭窄：肠腔缩窄，胶囊内镜不能通过该处或者通过延迟。

【小肠炎症评分】

目前通过胶囊内镜评估克罗恩病患儿小肠炎症的方法主要有Lewis评分（LS评分）和CE克罗恩病活动指数（capsule endoscopy Crohn's disease activity index, CECDAI）评分，这两种方法于2008年先后由Lewis团队和Eyal Gal团队推出。研究显示CECDAI评分较LS评分更能

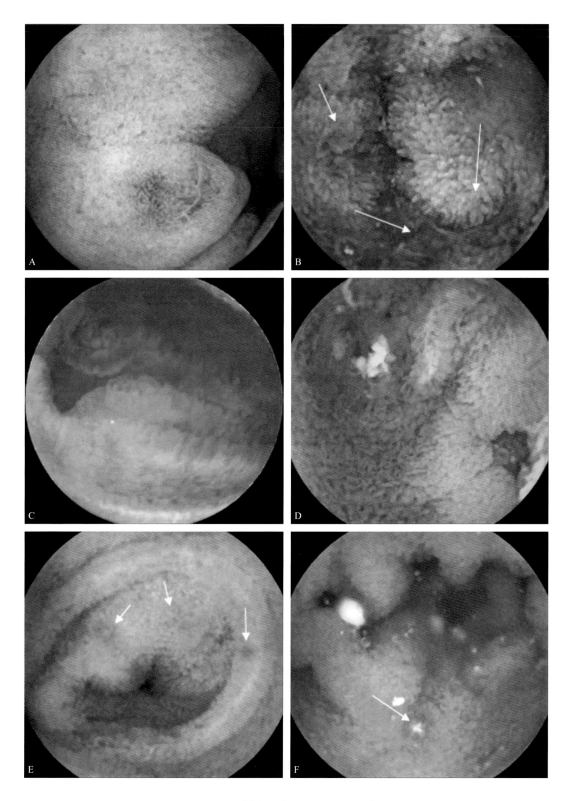

图3-1·胶囊内镜下克罗恩病小肠典型病变

A. 黏膜充血；B. 绒毛水肿伴黏膜充血；C、D. 绒毛剥脱；E、F. 阿弗他溃疡；G、H. 浅表性溃疡；I. 深凹性溃疡；J. 深凹性溃疡伴息肉样增生；K. 狭窄伴充血水肿；L. 狭窄伴溃疡

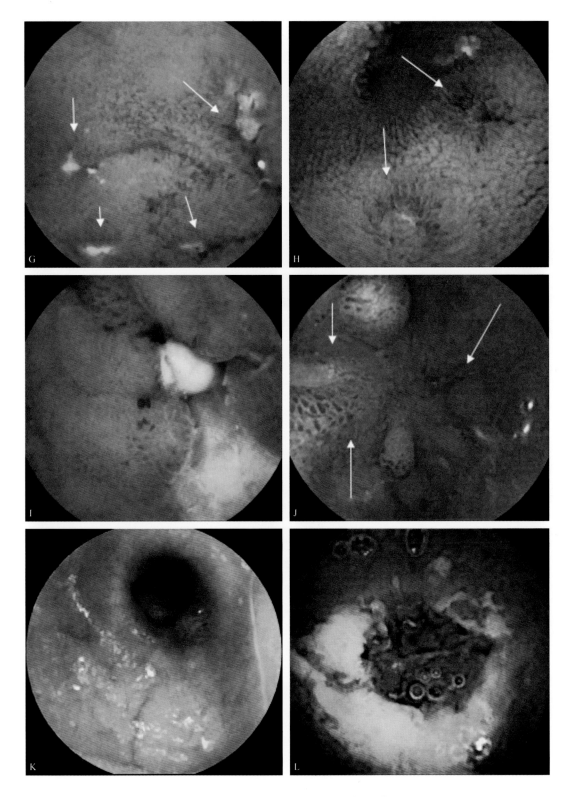

图3-1（续）· 胶囊内镜下克罗恩病小肠典型病变

显示小肠炎症，但对于不同活动度，LS评分有明确相关界值，因此LS评分在临床应用更为广泛。

在LS评分中，首先利用小肠通过时间将小肠分为第一、二、三段，然后分别对每段小肠的绒毛水肿和溃疡病变情况进行评分，并留取三段中的最高分值，同时对全小肠狭窄情况评分，将两者相加得到最终LS值。LS评分的具体变量分值及分级见表3-1和表3-2。

表3-1·胶囊内镜LS评分的变量及分值

参　　数	数　　目	长度范围	特　　征
第一个肠段			
绒毛外观	正常：0	短段：8	单个：1
	水肿：1	长段：12	散发：14
		整个肠段：20	弥漫：17
溃疡	无：0	短段：5	< 1/4：9
	单个：3	长段：10	1/4 ～ 1/2：12
	少数：5	整个肠段：15	> 1/2：18
	多处：10		
第二个肠段			
绒毛外观	正常：0	短段：8	单个：1
	水肿：1	长段：12	散发：14
		整个肠段：20	弥漫：17
溃疡	无：0	短段：5	< 1/4：9
	单个：3	长段：10	1/4 ～ 1/2：12
	少数：5	整个肠段：15	> 1/2：18
	多处：10		
第三个肠段			
绒毛外观	正常：0	短段：8	单个：1
	水肿：1	长段：12	散发：14
		整个肠段：20	弥漫：17
溃疡	无：0	短段：5	< 1/4：9
	单个：3	长段：10	1/4 ～ 1/2：12
	少数：5	整个肠段：15	> 1/2：18
	多处：10		

（续表）

参　数	数　目	长度范围	特　征
全小肠			
狭窄	无：0	有溃疡：24	可通过：7
	单个：14	无溃疡：2	不能通过：10
	多处：20		

表3-2 · 胶囊内镜LS评分的变量分值及分级

参　数	数　量	程　度	描　述	等　级	分　值
绒毛	水肿	短段	单个	1	8
绒毛	水肿	短段	散发	2	112
溃疡	单个	短段	< 1/4	2	135
绒毛	水肿	短段	弥漫	3	136
绒毛	水肿	长段	散发	4	168
溃疡	单个	短段	1/4 ~ 1/2	4	180
狭窄	单个	无溃疡	可通过	4	196
绒毛	水肿	长段	弥漫	5	204
溃疡	单个	短段	> 1/2	5	270
溃疡	少数	短段	< 1/4	5	225
狭窄	单个	无溃疡	不可通过	5	280
绒毛	水肿	整个肠段	散发	6	280
溃疡	少数	短段	1/4 ~ 1/2	6	300
狭窄	多处	无溃疡	可通过	6	280
绒毛	水肿	整个肠段	弥漫	7	340
狭窄	多处	无溃疡	不可通过	7	400
溃疡	少数	短段	> 1/2	8	450
溃疡	少数	长段	< 1/4	9	450
溃疡	少数	长段	1/4 ~ 1/2	10	600
溃疡	多处	短段	< 1/4	10	450
溃疡	多处	短段	1/4 ~ 1/2	11	600
溃疡	少数	整个肠段	< 1/4	11	675
溃疡	多处	长段	< 1/4	11	900
溃疡	少数	长段	> 1/2	12	900

（续表）

参　数	数　量	程　度	描　述	等　级	分　值
溃疡	多处	短段	> 1/2	12	900
溃疡	少数	整个肠段	1/4 ~ 1/2	13	900
溃疡	多处	整个肠段	< 1/4	13	1 350
溃疡	多处	长段	1/4 ~ 1/2	13	1 200
溃疡	少数	整个肠段	> 1/2	14	1 350
溃疡	多处	整个肠段	1/4 ~ 1/2	15	1 800
溃疡	多处	长段	> 1/2	15	1 800
溃疡	多处	整个肠段	> 1/2	16	2 700
狭窄	单个	有溃疡	可通过	16	2 352
狭窄	多处	有溃疡	可通过	17	3 360
狭窄	单个	有溃疡	不可通过	18	3 360
狭窄	多处	有溃疡	不可通过	19	4 800

评分中的相关规则如下。

（1）如胶囊内镜在检查结束时未能进入结肠，小肠通过时间截止至末张图像的时间。

（2）溃疡数目评判的类别有单个、数个（2 ~ 7个）和多个（≥ 8个）。

（3）溃疡大小评判取决于该肠段中最大的溃疡，通过观察该溃疡处整个病变占胶囊内镜图像的比例来判断，分为 < 1/4、1/4 ~ 1/2 和 > 1/2。

（4）累及肠段长短的评判是根据病变范围累及该肠段的比例，短段是指范围 ≤ 10%，长段是指范围在 11% ~ 50%，整个肠段是指范围 > 50%。

（5）狭窄病变的评分项目包括在整个小肠中发现狭窄的数目、狭窄有无伴发溃疡及胶囊内镜最终能否通过该狭窄段。

【典型病例】

■ 病例1

简要病史：患儿，男，15岁，以"腹痛1个月，加重8天"为主诉就诊，无明显发热、腹泻、血便，近2个月内体重下降明显。就诊时身高163 cm，体重38.5 kg（< -1SD）。红细胞沉降率（ESR）111 mm/h，C反应蛋白（CRP）100 mg/L，白细胞12×10^9/L，白蛋白34 g/L，粪便钙卫蛋白1 489 μg/g。腹部增强CT：部分升结肠、小肠及回盲部肠壁增厚伴黏膜强化显著，炎症性肠病（图3-2）？胃镜：糜烂性胃炎，十二指肠球溃疡，幽门螺杆菌（Hp）阴性。结肠镜：直肠、结肠、末端回肠溃疡（SES-CD评分21分）（图3-3）。胶囊内镜：小肠多发溃疡伴狭窄（LS评分2 914分）（图3-4）。病理：回盲部活动性慢性结肠炎，伴溃疡；升结肠局灶隐窝结构扭曲，未见活动性炎症；降结肠慢性结肠炎，伴1个非干酪样肉芽肿；直肠

隐窝结构扭曲（图3-5）。结合患儿临床表现及辅助检查，排除其他疾病，最终诊断为克罗恩病（A1b L3L4 B2 G0, PCDAI评分30分）。

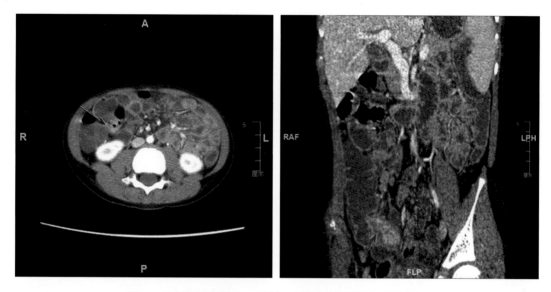

图3-2 · 治疗前腹部增强CT。回盲部、回肠末端肠壁增厚，肠腔狭窄

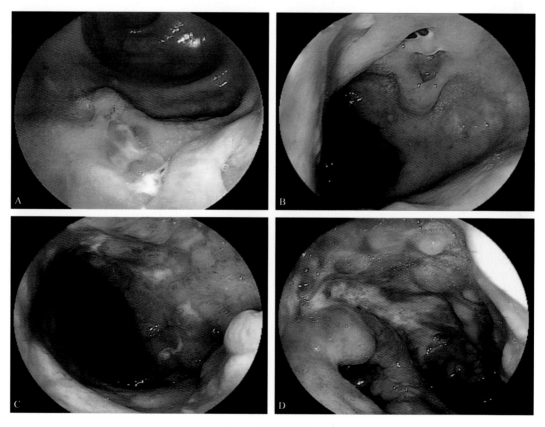

图3-3 · 治疗前胃肠镜

A. 直肠不规则溃疡；B. 直肠黏膜桥；C. 末端回肠片状不规则溃疡；D. 回盲部巨大溃疡；E. 胃窦黏膜糜烂；F. 十二指肠球部阿弗他溃疡

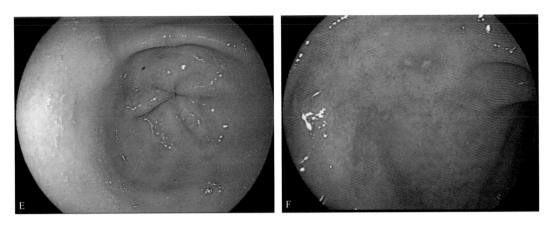

图3-3（续）·治疗前胃肠镜

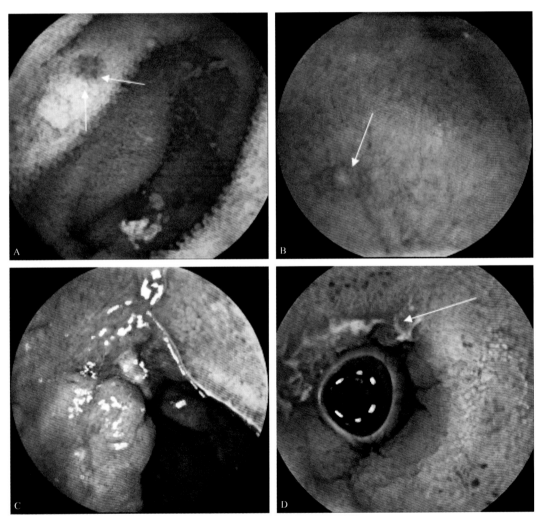

图3-4·治疗前胶囊内镜

A.空肠充血红斑；B.小肠阿弗他溃疡；C.小肠深凹性溃疡；D.小肠狭窄伴溃疡

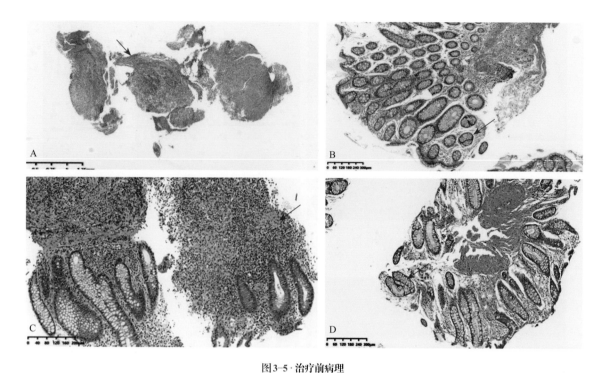

图3-5 · 治疗前病理
A. 回盲部溃疡（×20）；B. 升结肠局灶隐窝扭曲（×200）；C. 乙状结肠活动性慢性结肠炎，见非干酪样肉芽肿（×100）；D. 直肠局灶隐窝扭曲（×200）

　　· 治疗与随访：诊断后给予全肠内营养治疗，8周后复查胃镜示胃窦炎、十二指肠炎；结肠镜示直肠、乙状结肠、降结肠、横结肠黏膜正常，未见溃疡，升结肠和回盲部可见大量假性息肉样增生，SES-CD评分2分；胶囊内镜提示小肠多发假性息肉增生，较前明显好转，LS评分 < 135分（图3-6）。考虑患儿初诊时有高危因素（病变范围广泛、溃疡深伴肠腔狭窄），给予英夫利昔单抗维持治疗，目前病情稳定。

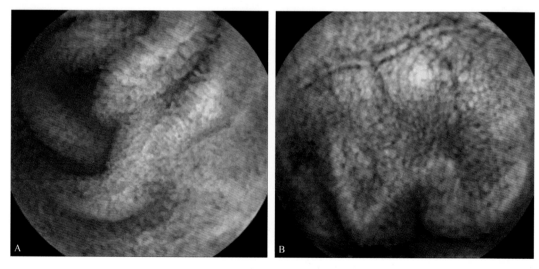

图3-6 · 治疗后胶囊内镜
A、B. 小肠溃疡愈合；C、D. 小肠多发假性息肉

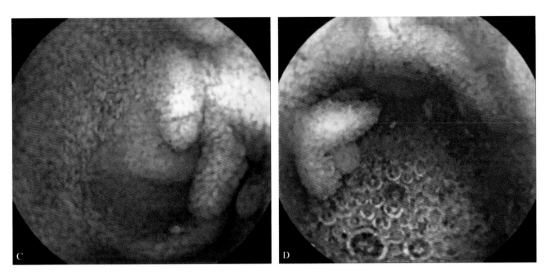

图3-6（续）·治疗后胶囊内镜

■ 病例2

· 简要病史：患儿，男，12岁，以"反复发热3个月，伴肛周脓肿2月余"为主诉就诊，伴体重下降，无明显腹痛、腹泻、口腔溃疡等症状。就诊时身高150 cm，体重36.8 kg（< −1SD）。ESR 60 mm/h，白细胞10.8×10⁹/L，CRP 2.74 mg/L，白蛋白42.59 g/L，粪便钙卫蛋白1 200 μg/g。腹部增强CT：肛周两侧软组织欠对称，乙状结肠、远端回肠黏膜强化显著（图3-7）。胃镜：胃窦溃疡，十二指肠溃疡，Hp阴性。结肠镜：结直肠黏膜正常，末端回肠纵行及不规则形溃疡，考虑克罗恩病可能（图3-8）。胶囊内镜：小肠多发溃疡伴假性息肉增生（LS评分536分）（图3-9）。病理：慢性回肠炎，脉管内见肉芽肿样结构（图3-10）。结合患儿临床表现及检查，诊断为克罗恩病（A1b L1L4 B1P G0, PCDAI评分

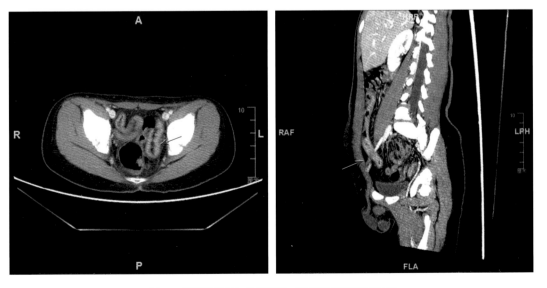

图3-7·腹部增强CT。乙状结肠、远端回肠黏膜强化显著

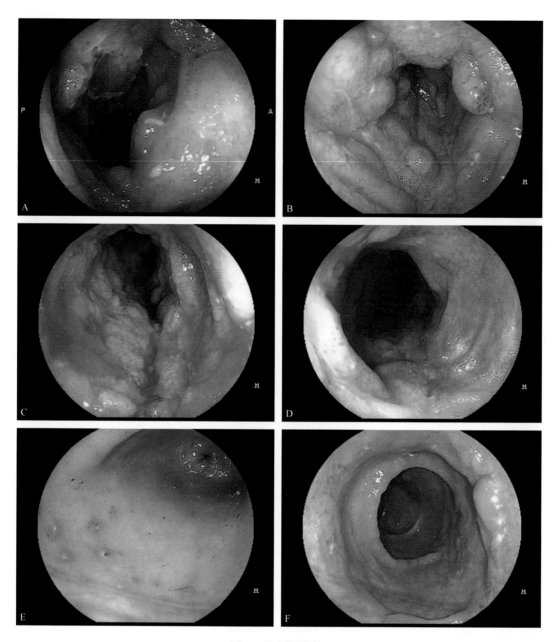

图3-8 · 治疗前胃肠镜

A、B.末端回肠不规则溃疡；C、D.回肠末端纵行溃疡；E.胃窦溃疡；F.十二指肠线性溃疡

25分）。

* 治疗与随访：给予全肠内营养8周，复查胃镜提示胃炎、十二指肠溃疡；肠镜结肠黏膜未见明显异常，末端回肠可见少量假性息肉样增生和较多白色瘢痕形成；胶囊内镜示小肠多发假性息肉伴溃疡，LS评分436分（图3-11）。考虑患儿有高风险因素（肛周脓肿，小肠累及病变广泛），给予英夫利西单抗维持治疗。

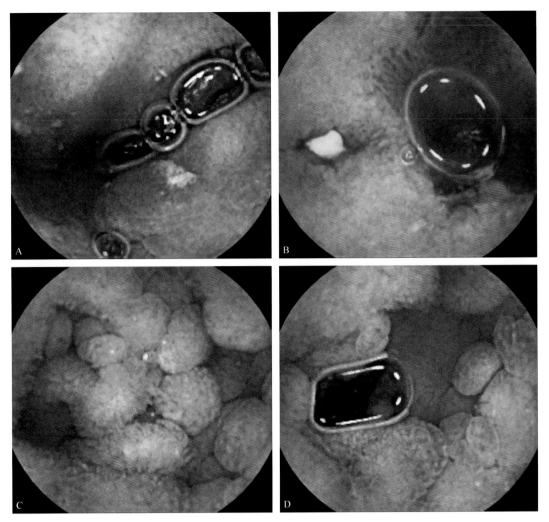

图3-9·治疗前胶囊内镜

A. 小肠浅表性溃疡；B. 小肠深凹性溃疡；C、D. 小肠多发假性息肉伴黏膜充血、绒毛水肿

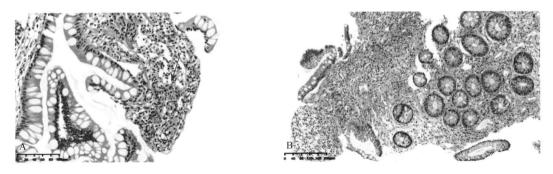

图3-10·病理

A. 小肠黏膜，脉管内见肉芽肿样结构（×200）；B. 回肠末端慢性回肠炎（×100）

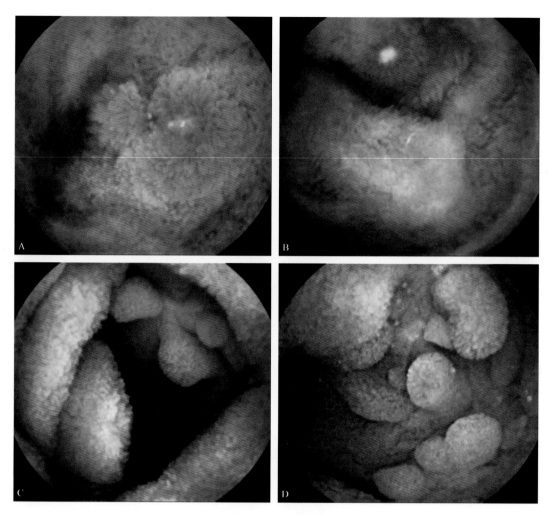

图3-11 · 治疗后胶囊内镜

A、B. 小肠浅表性溃疡；C、D. 小肠多发假性息肉

■ 病例3

· 简要病史：患儿，女，8岁，以"反复腹痛半月余"为主诉就诊，病初发热，抗感染治疗后热退，无明显腹泻、血便、口腔溃疡等表现。就诊时身高124 cm（＜–1SD），体重21.3 kg（＜–1SD）。ESR 92 mm/h，CRP＜8 mg/L，白蛋白33.5 g/L，粪便钙卫蛋白3 787 μg/g。腹部增强CT：肠道未见明显异常（图3-12）。胃镜：糜烂性胃炎、十二指肠溃疡，Hp阴性。结肠镜：结肠、小肠溃疡（图3-13）。胶囊内镜：空肠中上段多发溃疡伴簇状淋巴管扩张（LS评分1 036分）（图3-14）。病理：回盲部大肠黏膜隐窝结构轻度改变，（小肠）黏膜局灶见一非干酪样肉芽肿（图3-15）。结合患儿临床表现及检查，考虑克罗恩病（A1a L3L4 B1 G0，PCDAI评分25）。

· 治疗与随访：给予全肠内营养8周，复查胃镜：胃窦炎、十二指肠球炎，Hp（－）；结肠镜结肠溃疡愈合，SES-CD评分0分（初诊时15分）；胶囊内镜提示小肠多发糜烂，LS评分586分（图3-16）。同时粪便钙卫蛋白＞1 800 μg/g。目前英夫利西单抗维持治疗中，病情稳定。

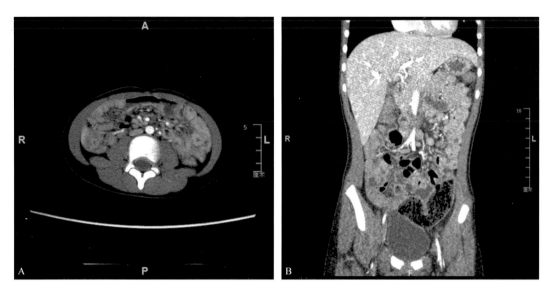

图3-12·腹部增强CT。肝脏增大，少量盆腔积液，结直肠内较多内容物

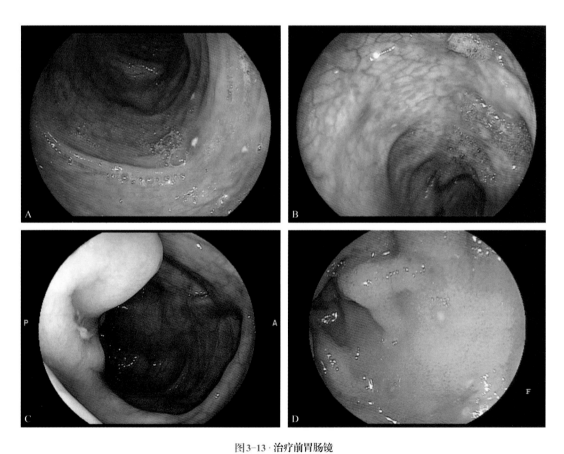

图3-13·治疗前胃肠镜

A、B.结肠多发阿弗他溃疡；C.回盲瓣线形溃疡；D.末端回肠阿弗他溃疡；E.胃窦糜烂；F.十二指肠浅表溃疡

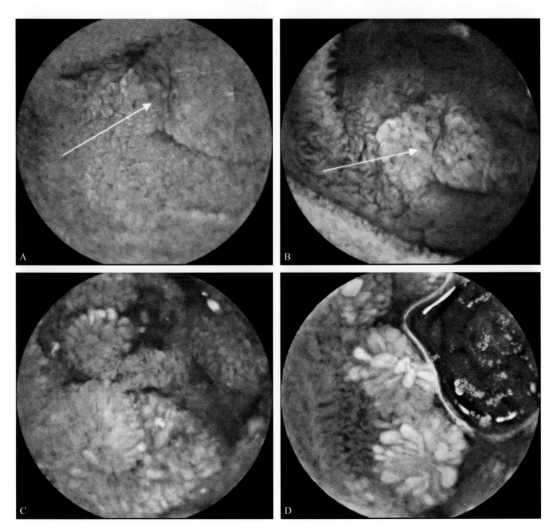

图3-13（续）·治疗前胃肠镜

图3-14·治疗前胶囊内镜

A、B.小肠浅表性溃疡；C、D.小肠炎症伴栗米样改变

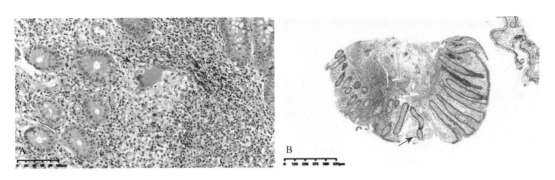

图3-15·**治疗前病理**

A. 回肠末端黏膜见一灶非干酪样肉芽肿（×200）；B. 回盲部大肠黏膜隐窝结构轻度改变（×40）

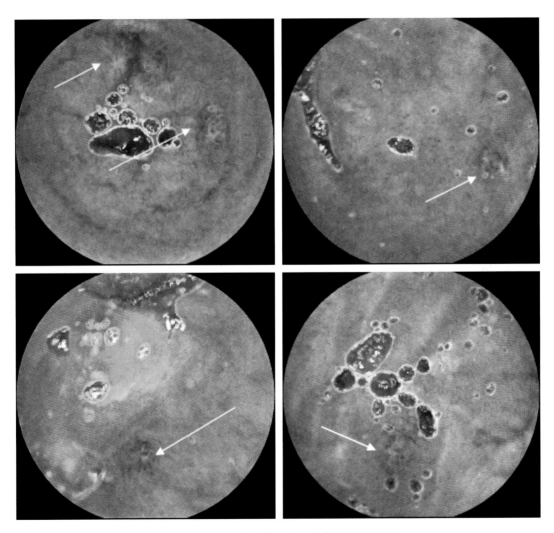

图3-16·**治疗后胶囊内镜·小肠多发糜烂伴浅表性溃疡**

【总结】

（1）克罗恩病是一种可累及全消化道的慢性肠道炎症疾病，既往研究认为该病好发于回肠末端及结肠，而近年来越来越多的小肠克罗恩病被发现，近30%克罗恩病患儿病变仅局限于小肠。因此，小肠的检查在疾病的诊断、疾病分型、调整治疗方案等方面起着较为重要的作用，其中胶囊内镜较小肠CT造影（CTE）、MRE、超声在发现黏膜炎症方面具有更高敏感度。

（2）儿童克罗恩病的治疗目标是达到黏膜愈合，然而目前关于黏膜愈合的定义基于结肠镜下SES-CD评分，评估的是回肠末端及结肠黏膜愈合情况，但是回肠末端及结肠黏膜愈合并不一定意味着小肠黏膜的愈合，单凭回肠末端及结肠愈合作为依据的治疗终点可能造成克罗恩病患儿病情反复或复发。胶囊内镜评分系统使小肠克罗恩病活动度及黏膜状态得到更为真实的体现，对克罗恩病诊断的精准性有助于指导治疗策略的制定。

（王胜楠　黄瑛）

二、溃疡性结肠炎

【概述】

溃疡性结肠炎（ulcerative colitis, UC）是炎症性肠病的另外一种类型，也可表现为腹痛、腹泻、血便、体重下降，但疾病特点与克罗恩病不同；肠道炎症常累及直肠和部分或全部结肠，病变范围连续；病理特点一般为局限于黏膜层和黏膜下层的炎症，常伴随隐窝炎、隐窝脓肿。和结肠克罗恩病相比，在UC中无透壁性炎症、明显的淋巴组织聚集、上皮样肉芽肿、深裂隙样溃疡、瘘管及末端回肠受累。不同地域儿童UC的患病率不同，与儿童克罗恩病的患病率类似，在欧洲、北美较高，在亚洲较低，其中欧洲西部地区为13/10万～24/10万，北美地区为8/10万～21/10万，东亚地区为15/10万。

【临床表现】

溃疡性结肠炎的消化道症状主要有腹痛、腹泻、黏液便、血便等，其中血便症状较克罗恩病患儿更为多见，全身症状较克罗恩病少见，肠外表现与克罗恩病类似，并发症包括中毒性巨结肠、肠穿孔、下消化道大出血等。

【胶囊内镜下表现】

与克罗恩病患儿不同，UC患儿多数仅累及结肠，但部分患儿也可以有上消化道病变及小肠病变，如胃十二指肠炎（gastroduodenitis associated with UC, GDUC）、倒灌性回肠炎和小肠溃疡（图3-17），具体描述如下。

（1）GDUC是指内镜下看到UC患儿胃或十二指肠黏膜较脆（糜烂伴触碰易出血或有自发性出血）、黏膜颗粒样改变（白色斑点周围无红晕）、多发阿弗他溃疡（白色斑点周围有红晕）。

（2）倒灌性回肠炎是指UC患儿的末端回肠见到的弥漫性红斑和颗粒样改变，病变通常累及回盲瓣附近的回肠（一般10 cm以内）。

（3）UC患儿也可以伴随小肠溃疡，在活动期或者直肠结肠切除术后的UC患儿进行胶囊内镜时，在小肠的任何一个肠段都有可能观察到溃疡性病变，溃疡累及范围有时较长，甚至累及整个肠段。

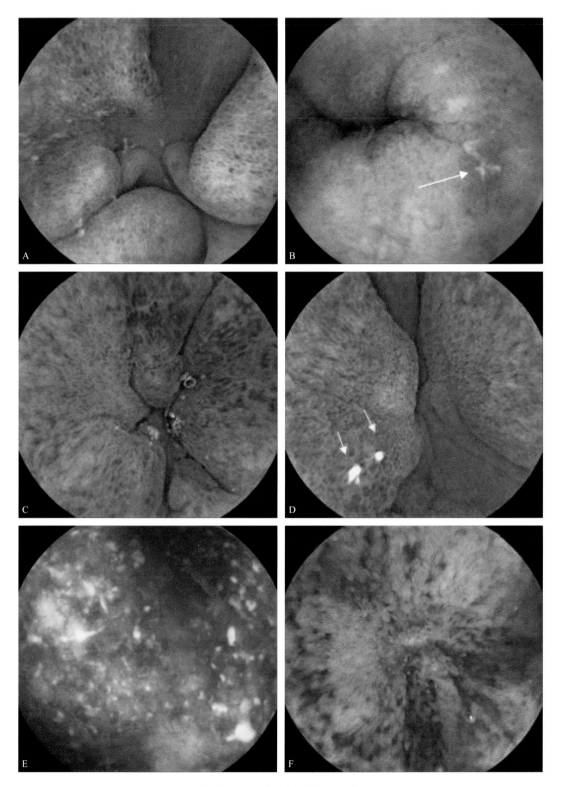

图3-17 · UC上消化道及小肠病变

A. GDUC胃部糜烂；B. GDUC胃部溃疡；C. GDUC十二指肠球部糜烂；D. GDUC十二指肠球部溃疡；E、F. 倒灌性回肠炎；G、H. 小肠溃疡

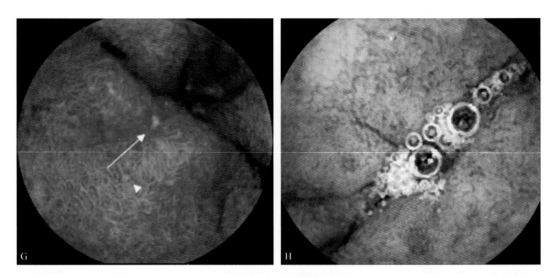

图3-17（续）· UC上消化道及小肠病变

【典型病例】

■ 病例1

• 简要病史：患儿，男，11岁，以"间歇性粪便带血3月余"为主诉就诊，ESR 1 mm/h，CRP < 8 mg/L，白蛋白47.2 g/L。腹部增强CT（图3-18）：直肠肠壁强化异常。胃镜：糜烂性胃炎、十二指肠球炎。结肠镜：直肠黏膜充血水肿，血管纹理不清，散在糜烂伴大量黏液附着，余结肠黏膜正常（Mayo评分2分）（图3-19）。胶囊内镜提示小肠多发溃疡（图3-20）。病理：小肠黏膜局灶绒毛萎缩，直肠、结肠黏膜弥漫性黏膜全层炎，活动性炎症伴隐窝炎、隐窝脓肿，呈中度活动性慢性结肠炎改变，倾向于溃疡性结肠炎（图3-21）。结合患儿临床表现及检查，诊断为溃疡性结肠炎（E1 S0，中度活动，PUCAI评分45分）。

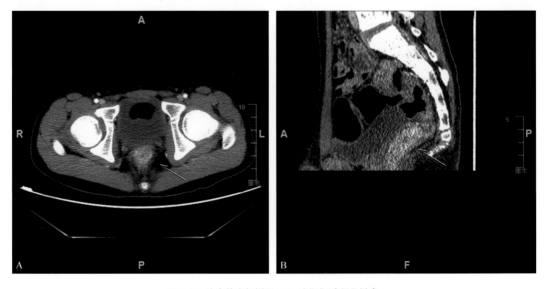

图3-18 · 治疗前腹部增强CT。直肠肠壁强化异常

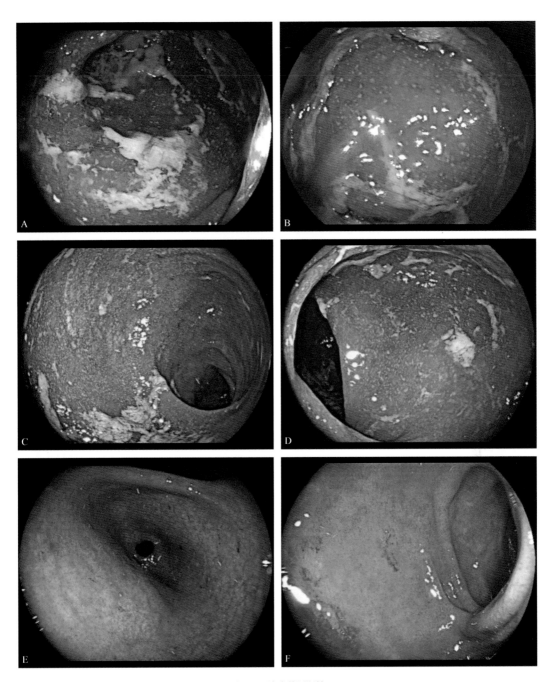

图3-19 · 治疗前胃肠镜

A ～ D. 直肠黏膜充血水肿明显、糜烂伴分泌物附着；E. 胃窦黏膜糜烂；F. 十二指肠球部充血水肿、红斑及少许糜烂

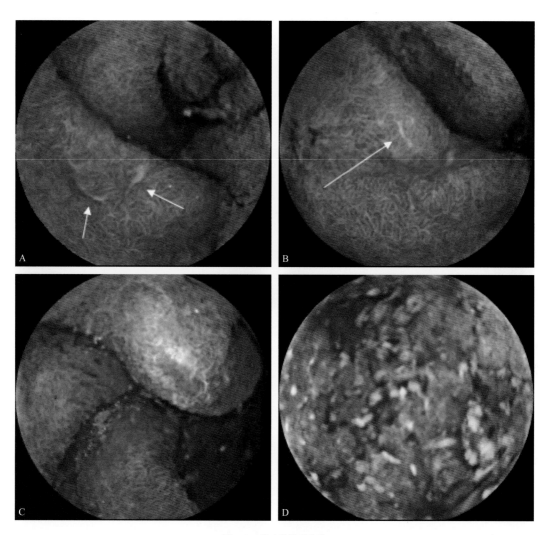

图 3-20 · 治疗前胶囊内镜

A、B. 小肠多发浅表性溃疡；C、D. 倒灌性回肠炎，黏膜充血、糜烂，覆有黏液

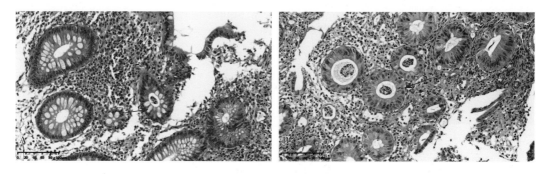

图 3-21 · 治疗前病理

A. 回盲部活动性慢性结肠炎伴隐窝脓肿（×200）；B. 升结肠活动性慢性结肠炎伴多量隐窝脓肿（×200）；C. 乙状结肠活动性慢性结肠炎伴多量隐窝脓肿（×200）；D. 直肠活动性慢性结肠炎（×200）

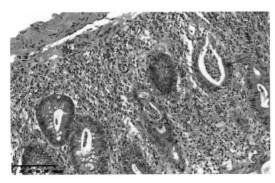
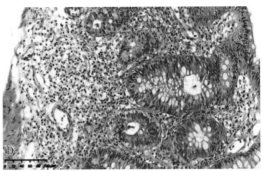

图3-21（续）· 治疗前病理

治疗与随访：患儿病变局限在直肠，给予美沙拉嗪口服及栓剂治疗，症状缓解。病程中因病情反复、病变逐渐延伸至横结肠，给予激素治疗，激素治疗有效，但激素依赖，联合硫唑嘌呤口服，便血仍有反复，升级至英夫利昔单抗治疗，现病情稳定。

■ 病例2

简要病史：患儿，男，14岁，以"腹泻5天，粪便带血4天"为主诉就诊，解糊便5～6次/日，粪便带血和黏液，血呈暗红色/黑色，量中等。ESR 15 mm/h，CRP < 8 mg/L，白细胞14.64 × 10⁹/L，血小板636 × 10⁹/L，嗜酸性粒细胞计数570个/μL，白蛋白44.5 g/L。腹部增强CT：直肠和部分结肠肠壁增厚伴强化，炎性病变（图3-22）？胃镜：胃窦糜烂、十二指肠炎。肠镜：直肠结肠黏膜粗糙发红，充血水肿，血管纹理不清，呈颗粒状伴少许糜烂，溃疡性结肠炎待排（Mayo评分2分）（图3-23）。胶囊内镜：小肠多发溃疡（图3-24）。病理：直肠活动性慢性结肠炎伴隐窝脓肿，结肠弥漫性慢性活动性炎症，未见肉芽肿，溃疡性结肠炎倾向（图3-25）。结合患儿临床表现及检查，诊断为溃疡性结肠炎（E4 S0，中度活动，PUCAI评分45）。

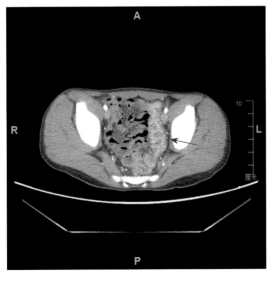
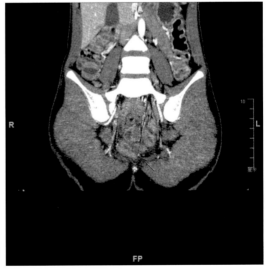

图3-22 · 腹部增强CT。直肠和部分结肠肠壁增厚伴强化，炎性病变

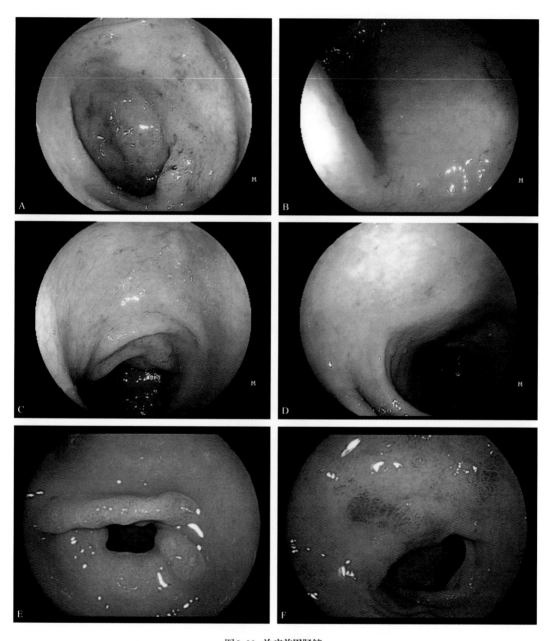

图3-23 · 治疗前胃肠镜

A ~ D. 直肠结肠黏膜粗糙发红，充血水肿，血管纹理不清，呈颗粒状，质脆，伴有糜烂；E. 胃窦糜烂；F. 十二指肠球部充血水肿

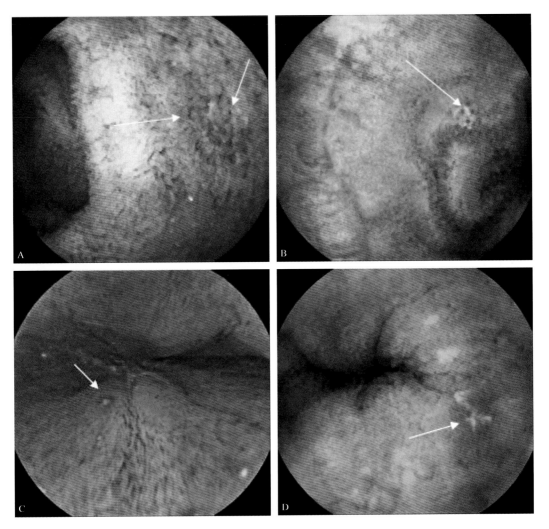

图3-24·治疗前胶囊内镜

A. 小肠黏膜充血伴绒毛水肿；B ～ D. 小肠浅表性溃疡

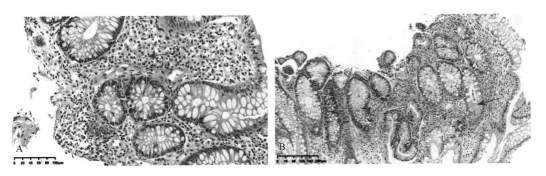

图3-25·治疗前病理

A. 降结肠慢性结肠炎（×200）；B. 直肠活动性慢性结肠炎伴隐窝脓肿（×100）

· 治疗与随访：患儿为中度UC，给予激素及美沙拉嗪口服，临床缓解后再次反复，给予内镜评估，中重度UC，升级至英夫利昔单抗治疗，目前临床缓解。

【总结】

（1）溃疡性结肠炎病变范围主要以直肠及结肠为主，但同时也可能伴有上消化道及小肠病变，炎症的类型可表现为黏膜水肿、充血、绒毛剥脱，或是溃疡，病变部位可以是十二指肠、空肠、回肠中任何一段。

（2）疑似IBD的患儿在疾病诊断初期，如通过胶囊内镜观察到小肠炎症，不能完全排除UC，要结合临床表现、生化检查、内镜及病理检查综合判断。研究发现，合并GDUC或小肠病变的UC患儿结肠病变更重，可能需要更积极的治疗。

（王胜楠　黄瑛）

三、单基因突变炎症性肠病

【概述】

IBD任何年龄均可发病，若患儿发病时年龄小于6岁，称为极早发型IBD，占所有儿童IBD的4%～10%。患儿发病年龄早、肠道病变重，且合并全身感染、营养不良等并发症，传统药物治疗效果差，故该病为患儿家庭及社会带来沉重负担。多项极早发型IBD队列研究表明，患儿单基因缺陷占9.2%～33.0%。目前已鉴定100多种基因缺陷可导致单基因突变IBD。常见的单基因突变包括：影响肠道上皮屏障功能的*ADAM17*、*TTC7A*等基因；导致免疫失调的*FOXP3*、*IL10*、*IL10RA*、*IL10RB*等基因；影响中性粒细胞吞噬功能的*CYBB*、*CYBA*、*NCF1*、*NCF2*等基因。单基因突变IBD对传统的IBD治疗药物如激素、免疫抑制及生物制剂等反应不佳；且患儿手术干预率高，针对肛周病变及肠道病变，往往需进行肛周脓肿引流、肠造瘘等手术，但手术治疗仅能改善病情，并不能治愈疾病。基于特定的缺陷基因，可开展基于基因相关通路的精准治疗，部分基因缺陷可通过异基因造血干细胞移植达到治愈目的：包括*IL10*、*IL10RA*、*IL10RB*、*CYBB*、*FOXP3*等基因缺陷。

不同单基因突变IBD，肠道受累范围及病变特征存在不同之处。目前我国报道病例数最多的单基因突变IBD病例由于*IL10RA*缺陷所致。*IL10RA*缺陷患儿接受内镜检查，发现肠道病变表现为多发深大溃疡，最多见累及全结肠；此外，可合并有肠腔狭窄、息肉增生等病变；但*IL10RA*缺陷患儿中小肠累及十分罕见。目前针对单基因突变IBD小肠病变的研究报道较为少见，本文将为单基因IBD小肠疾病的特征提供参考。

【临床表现】

*TNFAIP3*基因突变可导致单基因突变IBD，属于常染色体显性遗传疾病，突变类型主要包括无义突变及移码突变，导致蛋白质截短，去泛素化酶活性缺失。单基因突变IBD多于儿童期起病，文献报道37%于婴幼儿期起病。患儿临床表现为反复口腔溃疡、生殖器溃疡、周期热、腹痛及腹泻、皮疹及关节炎表现。部分患儿可合并肝脾大、葡萄膜炎等。此外，该基

因突变同时伴有自身免疫性疾病表现，以桥本甲状腺炎最为多见。

PI3K-δ过度活化综合征是一种罕见的常染色体显性遗传免疫缺陷病，该病由*PIK3CD*基因功能获得性突变所导致。患儿临床表型为反复呼吸道感染、肝脾及淋巴结肿大、巨细胞病毒和（或）EB病毒血症。部分患儿可合并有IBD表现，患儿多有反复腹泻及腹痛。另外，患儿也存在自身免疫性疾病，包括免疫性血细胞减少、肾小球肾炎、幼年特发性关节炎等。20%～30%患儿存在发育延迟，可能与基因缺陷导致的中枢神经系统受累相关。

【胶囊内镜下表现】

胶囊内镜对于单基因突变IBD小肠病变累及范围、严重程度的评估具有重要价值。*TNFAIP3*突变IBD患儿小肠胶囊内镜检查可见小肠多发圆形小溃疡，表面见白苔，病变周围黏膜粗糙充血水肿；小肠病变范围包括空肠、回肠（图3-26 A、B）。

*PIK3CD*突变IBD患儿小肠胶囊内镜检查可见，十二指肠球部黏膜结节样改变伴多发圆形溃疡；回肠末端见较多增生淋巴滤泡，黏膜充血改变（图3-26 C、D）。

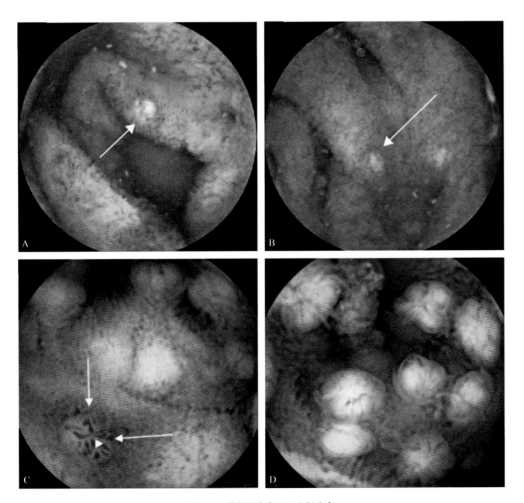

图3-26·单基因突变IBD小肠病变

A、B. *TNFAIP3*突变IBD小肠多发圆形小溃疡；C. *PIK3CD*突变IBD十二指肠球部黏膜结节样改变伴圆形溃疡；D. *PIK3CD*突变IBD回肠末端较多增生淋巴滤泡

【典型病例】

■ **病例1**

• 简要病史：患儿，男，5岁，因"生后反复腹泻、关节痛1年"入院。病程中伴有反复口腔溃疡。粪便钙卫蛋白 > 1 800 μg/g。胃镜、肠镜及胶囊内镜检查发现全消化道多发溃疡。内镜活检病理提示存在慢性炎症、隐窝萎缩、隐窝扭曲。下肢膝关节MRI提示关节腔积液。完善家系全外显子测序显示 *TNFAIP3* 基因c.1315_1316insA *De novo* 突变。患儿临床表型与报道的 *TNFAIP3* 突变表型相符。

• 治疗与随访：患儿接受生物制剂治疗后，消化道症状仍控制不佳。后改为沙利度胺治疗。随访患儿仍有间歇性腹痛、关节痛，复查粪便钙卫蛋白较前下降，但仍大于参考正常值（750 μg/g，正常 < 200 μg/g）。经治疗1年后，患儿复查胶囊内镜仍见多发小溃疡，较前未见明显好转（图3-27）。

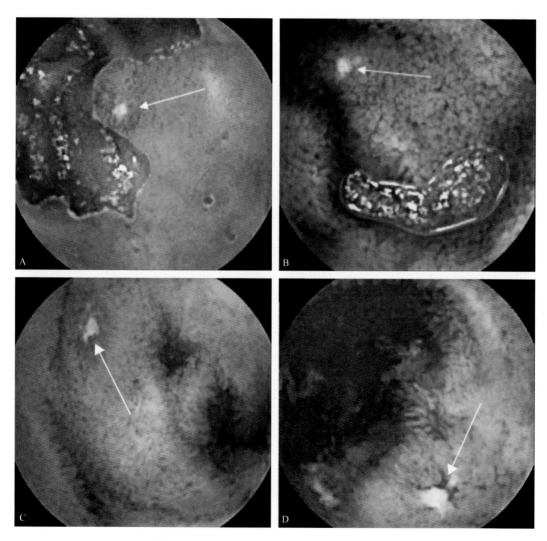

图3-27 · *TNFAIP3* 基因突变IBD小肠病变，小肠多发溃疡

■ 病例2

简要病史：患儿，男，9岁，因"反复发热、咳嗽5年，腹泻伴便血半年"入院。既往反复呼吸道感染。入院体检发现肝脾大。血常规提示贫血、血小板减少。基因测序提示存在 *PIK3CD* c.G301A p.E1021K 突变。胃镜、肠镜提示直肠及结肠隆起性病变、末端回肠淋巴滤泡增生；胃窦及十二指肠结节样改变。胶囊内镜检查提示十二指肠球部溃疡、末端回肠糜烂、空肠未见明显异常。胸部CT平扫提示肺炎伴多发亚节段性实变不张。

治疗与随访：患儿入院后积极抗感染治疗后，予以激素抑制免疫反应，并输注丙种球蛋白。治疗后患儿无发热，腹泻及血便明显好转。*PIK3CD* 基因突变所导致的单基因IBD，由于存在Akt-mTOR通路过度活化，故可采用mTOR抑制剂西罗莫司进行靶向精准治疗。经西罗莫司治疗半年后，患儿的消化道黏膜淋巴组织增生样改变明显缓解（图3-28）。

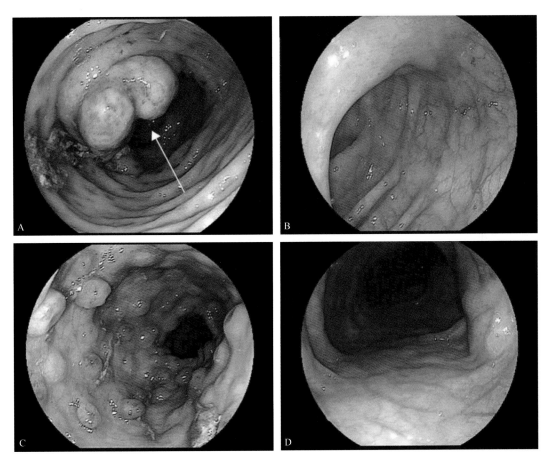

图3-28 · *PIK3CD*基因突变IBD内镜下表现

A. 西罗莫司治疗前，回盲部增生性病变；B. 西罗莫司治疗后，回盲部增生消失；C. 西罗莫司治疗前，降结肠增生性病变，呈圆形；D. 西罗莫司治疗后，降结肠黏膜增生病变明显改善

【总结】

（1）单基因突变IBD属于罕见疾病，患儿起病早，临床表现严重，可有全身多器官受累表现。随着基因诊断的推广及普及，目前对于单基因IBD的诊断率有一定的提升，仍应进一

步加强儿科医师对于此类患儿的早期识别，以实现早期诊断、早期精准治疗。

（2）小肠胶囊内镜对于单基因突变IBD患儿小肠病变的评估具有极其重要的意义。不同基因突变IBD的小肠病变特征及累及范围各异。

（3）针对单基因突变IBD患儿，可根据缺陷基因的类型，开展基于基因通路的精准治疗。治疗过程中，可结合胶囊内镜，对于患儿病情进行跟踪评估。

（叶孜清　黄瑛）

参考文献

［1］钟林庆, 王薇, 王琳, 等. A20单倍剂量不足二家系并文献复习［J］. 中华儿科杂志, 2019, 57（12）: 922−927.

［2］Gal E, Geller A, Fraser G, et al. Assessment and validation of the new capsule endoscopy Crohn's disease activity index (CECDAI)［J］. Dig Dis Sci, 2008, 53(7): 1933−1937.

［3］Gralnek IM, Defranchis R, Seidman E, et al. Development of a capsule endoscopy scoring index for small bowel mucosal inflammatory change［J］. Aliment Pharmacol Ther, 2008, 27(2): 146−154.

［4］Guan Q. A comprehensive review and update on the pathogenesis of inflammatory bowel disease［J］. J Immunol Res, 2019, 2019: 7247238.

［5］Hisabe T, Ninomiya K, Matsui T, et al. Small bowel lesions detected with wireless capsule endoscopy in patients with active ulcerative colitis and with post-proctocolectomy［J］. Dig Endosc, 2011, 23(4): 302−309.

［6］Hori K, Ikeuchi H, Nakano H, et al. Gastroduodenitis associated with ulcerative colitis［J］. J Gastroenterol, 2008, 43(3): 193−201.

［7］Kuenzig ME, Fung SG, Marderfeld L, et al. Twenty-first century trends in the global epidemiology of pediatric-onset inflammatory bowel disease: systematic review［J］. Gastroenterology, 2022, 162(4): 1147−1159.

［8］Leenhardt R, Buisson A, Marteau P, et al. Nomenclature and semantic descriptions of ulcerative and inflammatory lesions seen in Crohn's disease in small bowel capsule endoscopy: an international delphi consensus statement［J］. United European Gastroenterol J, 2020, 8(1): 99−107.

［9］Ninomiya K, Okado Y, Takada Y, et al. Comparison of small bowel lesions using capsule endoscopy in ulcerative colitis and Crohn's disease: a single-center retrospective analysis［J］. Digestion, 2018, 98(2): 119−126.

［10］Uhlig HH, Charbit-Henrion F, Kotlarz D, et al. Clinical genomics for the diagnosis of monogenic forms of inflammatory bowel disease: a position paper from the paediatric IBD porto group of European society of paediatric gastroenterology, hepatology and nutrition［J］. J Pediatr Gastroenterol Nutr, 2021, 72: 456−473.

［11］Wang Y, Wang W, Liu L, et al. Report of a Chinese Cohort with Activated Phosphoinositide 3-Kinase δ Syndrome［J］. J Clin Immunol, 2018, 38(8): 854−863.

［12］Ye Z, Qian L, Hu W, et al. Clinical outcome of infantile-onset inflammatory bowel disease in 102 patients with interleukin-10 signalling deficiency［J］. Aliment Pharmacol Ther, 2022, 55(11): 1414−1422.

［13］Zheng C, Huang Y, Ye Z, et al. Infantile onset intractable inflammatory bowel disease due to novel heterozygous mutations in TNFAIP3 (A20)［J］. Inflamm Bowel Dis, 2018, 24: 2613−2620.

第四章

贝赫切特综合征

【概述 】

贝赫切特综合征（临床常称为白塞病）是一种慢性全身血管炎性疾病，可累及各级血管，静脉病变较动脉更常见。临床表现以复发性口腔溃疡、生殖器溃疡、眼部病变和皮肤损害为主要特征，可累及关节、血管、神经系统和胃肠道等多个系统。当白塞病合并消化道病变称为肠白塞病，儿童期发病的白塞病胃肠道受累的比例更高，但消化道表现多为非特异性，故容易被误诊和漏诊。

【临床表现 】

肠白塞病的消化道症状包括腹痛、腹泻、便血和体重减轻，还可合并肠梗阻、肠穿孔或瘘管等，消化道表现均无特异性，尤其需与克罗恩病鉴别。

肠白塞病的肠外表现可见于全身各个器官。大多数患儿均有复发性口腔阿弗他溃疡，溃疡大小不等，伴明显痛感。生殖器溃疡是白塞病最特异性的病变，反复发作的生殖器溃疡可形成瘢痕。白塞病皮肤病变多种多样，包括痤疮样皮损、丘疹、脓疱疹、假性毛囊炎、结节性红斑、坏疽性脓皮病、多形红斑等，部分患儿针刺试验呈阳性反应。葡萄膜炎是白塞病显著的眼部病变，其他眼部病变包括前房积脓、视网膜血管炎、视神经炎等，可继发白内障、青光眼，甚至失明。白塞病关节受损多为非对称性、非侵蚀性的关节炎，其他系统损害包括神经系统、肺部、心脏、肾脏受累等。

【胶囊内镜下表现 】

肠白塞病典型表现为末端回肠或回盲部孤立深大的溃疡（图4-1），圆形或椭圆形，多为单发，溃疡底部附着黄白苔，溃疡边缘规则，周围黏膜充血水肿，可伴有糜烂、结节样增生。部分肠白塞病可无回盲部病变，表现为全小肠的多发性小溃疡（图4-2），溃疡形态多变，可为阿弗他样、火山口样、地图样，溃疡间黏膜正常。然而胶囊内镜下表现并不特异，尤其回盲部溃疡应与克罗恩病、肠结核、肿瘤等鉴别。肠白塞病与克罗恩病有很多相似之处，包括肠内肠外表现、内镜下特点等，有时两者鉴别非常困难。

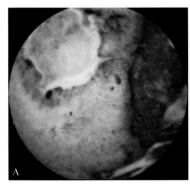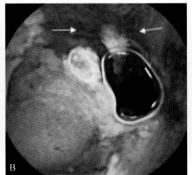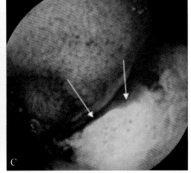

图4-1 · 胶囊内镜下溃疡表现

A. 回肠末端单发的巨大溃疡，溃疡底部有黄白苔，溃疡边缘规则；B. 回肠末端多发圆形溃疡，溃疡周围黏膜充血水肿；C. 回盲部巨大溃疡，溃疡表面附黄白苔，溃疡巨大不能显露全貌，溃疡旁边为外翻的回盲瓣

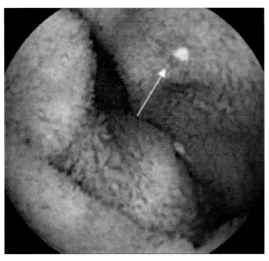
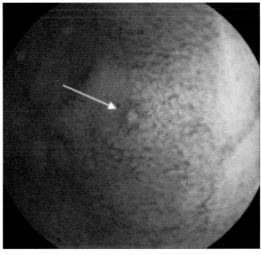

图4-2·胶囊内镜下小肠阿弗他溃疡

【典型病例】

简要病史：13岁男孩，间歇性发热、腹痛1年，病程中反复口腔溃疡，体重下降16 kg。当地医院胃镜示食管溃疡、胃溃疡，肠镜示回肠末端大量息肉样增生，回盲瓣变形，病理提示直肠黏膜中重度慢性活动性炎症，考虑克罗恩病，全肠内营养治疗效果不佳。起病1年半时开始出现反复生殖器溃疡及便血，面部、颈部、胸背部出现痤疮样皮疹。眼底检查未见异常。针刺试验阴性。腹部CT：回肠末端肠壁增厚伴明显强化。肠镜（图4-3）：末端回肠入口处可见一巨大溃疡，约3.5 cm×4 cm，表面覆稠厚白苔。胶囊内镜（图4-4）：小肠多发溃疡。肠黏膜病理示慢性回肠炎、慢性结肠炎、溃疡内多量淋巴细胞浸润及较多中性粒细胞。

治疗与随访：结合病史、辅助检查诊断为白塞病，给予激素及英夫利昔单抗治疗，临床症状（腹痛、便血、口腔溃疡）能改善但容易反复。

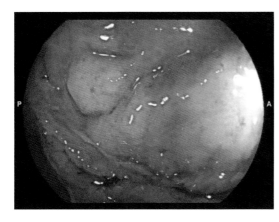
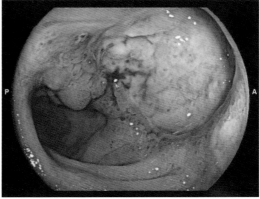

图4-3·肠镜下表现
末端回肠入口处见一巨大溃疡，约3.5 cm×4 cm，表面覆稠厚白苔

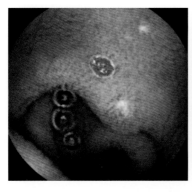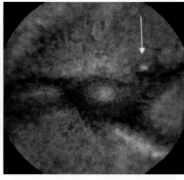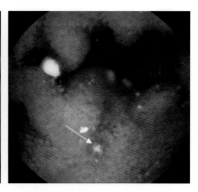

图4-4·胶囊内镜下见多发阿弗他溃疡

【总结】

（1）白塞病的诊断基于临床表现，推荐儿童白塞病的诊断标准为以下6条满足至少3条：复发性口腔溃疡、生殖器溃疡、皮肤损害、眼部病变、神经系统或血管受累表现。

（2）消化道症状多为腹痛、腹泻、便血等非特异性表现，早期诊断困难，容易被误诊。

（3）胶囊内镜下典型表现为末端回肠或回盲部孤立深大的溃疡，多为单发，边缘整齐，伴或不伴息肉样增生，需与克罗恩病、肠结核、肿瘤鉴别。非典型表现包括黏膜红斑、水肿、糜烂、阿弗他溃疡等。

（孟颖颖 黄瑛）

参考文献

［1］黄勍，王雪梅，刘玉兰，等.胶囊内镜在白塞病诊断中的应用价值［J］.中国医药, 2015, 10（011）：1626-1630.

［2］沈颖，杨辉，金玉.儿童肠型白塞病的诊断和治疗［J］.中华儿科杂志, 2019, 57（3）：235-237.

［3］于飞鸿，周锦，秦秀敏，等.儿童肠白塞病14例临床特点及消化内镜下特征［J］.中华实用儿科临床杂志, 2021, 36（19）：1488-1491.

［4］Arimoto J, Endo H, Kato T, et al. Clinical value of capsule endoscopy for detecting small bowel lesions in patients with intestinal Behçet's disease［J］. Digestive Endoscopy, 2016, 28(2): 179-185.

［5］Deniz BE, Emine SH, Betul S, et al. The performance of different classification criteria in paediatric Behçet's disease［J］. Clin Exp Rheumatol, 2017, null: 119-123.

［6］Koné-Paut I, Shahram F, Darce-Bello M. et al. Consensus classification criteria for paediatric Behçet's disease from a prospective observational cohort: PEDBD［J］. Ann Rheum Dis, 2016, 75: 958-964.

［7］Koné-Paut I. Behçet's disease in children, an overview［J］. Pediatr Rheumatol Online J, 2016, 14: 10.

第五章

其他免疫相关性肠病

一、过敏性紫癜

【概述】

过敏性紫癜（anaphylactoid purpura），又称亨诺-许兰紫癜（Henoch-Schönlein purpura，HSP），是一种IgA介导的免疫性的小血管炎，主要累及皮肤、关节、胃肠道及肾脏的毛细血管，少数也可累及中枢神经系统及肺部。主要临床表现为可触性紫癜、胃肠道症状、关节症状及肾脏表现，严重者可致肾衰竭。该病由英国医生William Heberden于1800年首先报道，德国Johann Schönlein医生于1837年阐述了此非血小板减少性紫癜与关节痛之间关系，其学生Eduard Henoch在1874年阐述胃肠道与肾脏的病变，因此目前称之为亨诺-许兰紫癜。HSP多见于儿童，也可在青少年及成人中发生，儿童患者平均发病年龄为6岁，通常<10岁，男性女性发病并无差别，也有报道男性略多于女性，常在寒冷季节发病。儿童的年患病率为10/10万～30/10万。HSP病因尚未完全明确，目前认为它与环境、遗传、抗原因素或某些感染有关，而过敏因素并非起关键作用，故认为过敏性紫癜的称谓并不特别恰当。

【临床表现】

1. 皮肤表现 几乎所有的患儿均有皮肤表现，表现为非瘙痒性略高出皮面的可触性紫癜或瘀斑，大部分对称性位于臀部或双下肢升肌侧，1/3患儿可见上肢或躯干部皮疹，严重者可呈水疱状或坏死（图5-1），大多在10天左右皮疹可有鲜红色—暗红色—铁锈色直至消退的过程。

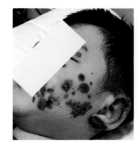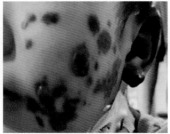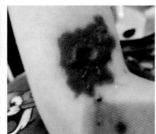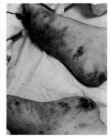

图5-1·严重HSP患儿紫癜呈水疱状或坏死

2. 胃肠道表现 10%～40%的患儿胃肠道症状可先于皮疹出现，患儿初有腹痛、恶心、呕吐等症状，进食后可加重，严重者可出现肠套叠（3%～4%）、肠穿孔、肠坏死及消化道大出血。

3. 肾脏表现 通常在皮疹后1～3个月发生，表现为血尿、蛋白尿、肾病或肾炎、肾衰竭（<1%）等。镜下血尿常见，如持续蛋白尿则提示进展性肾小球肾炎。其也可发生尿路梗阻症状。

4. 关节症状 75%左右的患儿可发生关节症状，其中15%可为首发表现。主要表现为关节肿痛，膝、踝、手、足关节均可发生，常为一过性，呈非损坏性关节改变。

5. 中枢神经系统 可表现为头痛、眩晕、共济失调、抽搐、易怒、单神经病、颅内出血或急性运动感觉神经轴突神经病变等。

【胶囊内镜下表现】

典型的过敏性紫癜并不需要进行内镜的检查，甚至有时内镜并不能发现任何征象，部分胃肠型紫癜在没有出现可触性的紫癜时仅通过上消化道内镜检查也可能有所发现，而且黏膜免疫组化可见IgA沉积（图5-2）。但部分患儿可能没有皮肤症状，同时通过上消化道内镜也未能提供临床证据，且临床又高度怀疑过敏性紫癜时，胶囊内镜的检查可能提供临床帮助，在上消化道内镜未能到达的小肠远端（空肠、回肠）发现黏膜红斑、糜烂甚至溃疡（图5-3）。鉴于目前的胶囊内镜未能进行组织学活检，而此类黏膜病变并无特异性，因此需要密切结合临床表现，并排除某些疾病，如嗜酸细胞性胃肠炎（eosinophilic gastroenteritis, EGE）、非甾体抗炎药（nonsteroidal anti-inflammatory drugs, NSAIDs）所致溃疡、克罗恩病等。

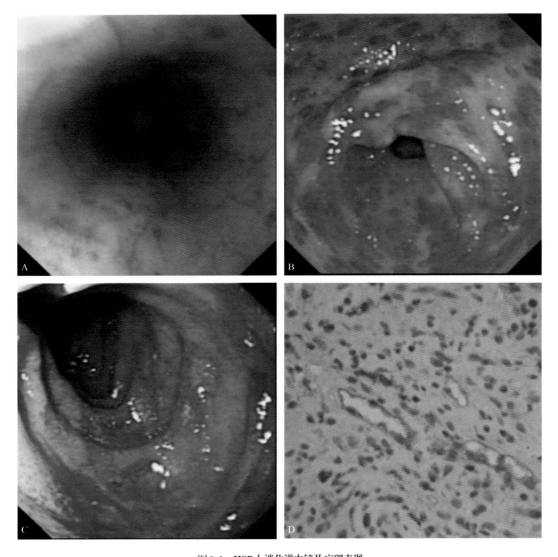

图5-2 · HSP上消化道内镜及病理表现

A～C. HSP食管、胃窦、十二指肠黏膜红斑、糜烂及浅表溃疡；D. 胃黏膜免疫IgA组化（＋）

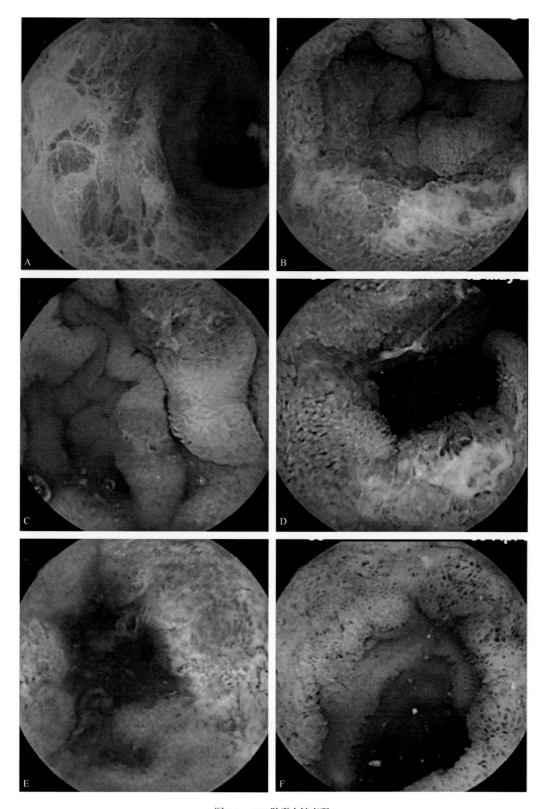

图5-3·HSP胶囊内镜表现

A. HSP胃体黏膜红斑；B～D. HSP空肠黏膜红斑、糜烂、浅表溃疡；E～H. HSP回肠黏膜红斑、糜烂、浅表溃疡

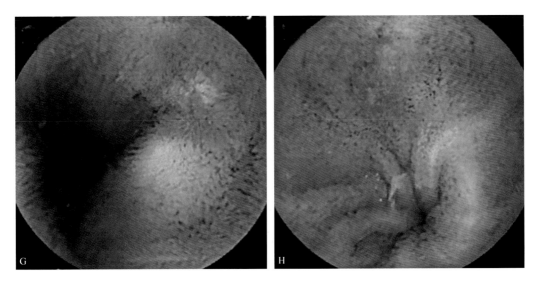

图5-3（续）·HSP胶囊内镜表现

【典型病例】

简要病史：患儿，女，8岁4个月，因"腹痛伴间歇性呕吐4天"入院。阵发性中上腹痛，较剧烈，发作时卷曲体位按压腹部可稍缓解，进食后加重，伴呕吐。痛苦面容，面色略苍白，全身未见皮疹，腹部软，脐周轻压痛，无反跳痛。血常规：白细胞 15.69×10^9/L，中性粒细胞0.76，淋巴细胞0.22；血红蛋白128 g/L；血小板 310×10^9/L。CRP 12 mg/L。尿常规无异常。粪便常规：白细胞：1～2/高倍镜；红细胞：0～2/高倍镜；粪便隐血（＋）。B超：部分肠壁增厚（较厚处0.38 cm）。胃镜：上消化道黏膜未见明显紫癜征象。胶囊内镜：空肠散在分布黏膜充血水肿糜烂，部分溃疡（图5-4）。

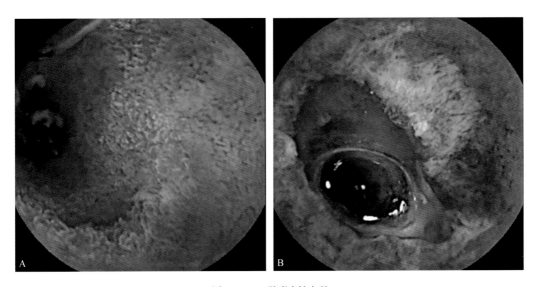

图5-4·HSP胶囊内镜表现

A～D. HSP空肠黏膜红斑、糜烂、浅表溃疡；E、F. HSP回肠黏膜正常

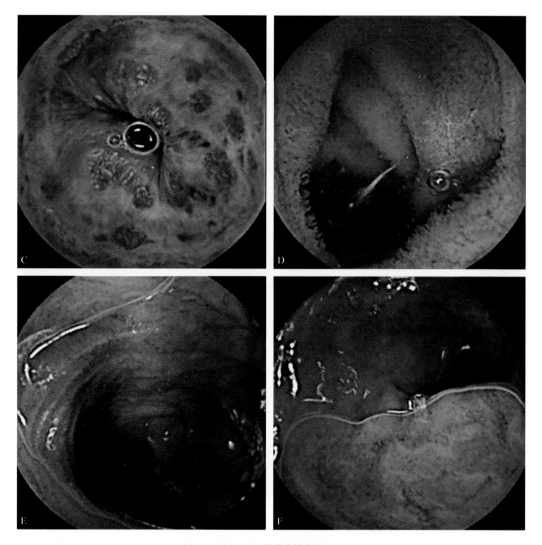

图5-4（续）· **HSP胶囊内镜表现**

• 治疗与随访：结合患儿临床表现，排除急性胰腺炎、急性阑尾炎、腹膜炎及胆道感染等，考虑诊断为过敏性紫癜（腹型），予以甲泼尼龙（2 mg/kg）治疗，患儿症状迅速改善，入院第4天双踝关节处出现紫癜样皮疹，过敏性紫癜诊断明确，甲泼尼龙3天后改泼尼松口服治疗好转出院，随访半个月减停泼尼松，复查尿常规并随访6个月无异常。

【总结】

（1）HSP是IgA介导的免疫性的全身小血管炎，胃肠道是其累及的主要器官之一，典型的HSP通常并不需要内镜检查。

（2）当腹型HSP患儿没有皮肤症状，同时上消化道内镜也未能提供临床证据，且临床又高度怀疑HSP时，胶囊内镜对小肠黏膜的评估可能提供有效的临床帮助，指导临床诊治决策。

（3）HSP并无特异性的治疗，部分患儿临床症状可有反复，肾脏病变的严重程度决定其最终预后。

（李中跃）

二、乳糜泻

【概述】

乳糜泻（coeliac disease, CD）指在遗传易感个体摄入含麸质蛋白及其相关醇溶蛋白，引起的以小肠受累为主、可累及全身系统的自身免疫性疾病。发病机制尚未能完全明确，目前多考虑为遗传、免疫和环境因素相互作用所导致。乳糜泻临床表现各异，且可以有无症状但仅存在小肠病理损害的患儿，确诊依据有赖于特异性抗体阳性及小肠病理损害。特异性血清学抗体是乳糜泻筛查诊断的基础，如抗组织转谷氨酰胺酶抗体（anti-tissue transglutaminase, anti-TTG）、抗麦醇溶蛋白抗体（anti-gliadin antibody, AGA）、抗肌内膜抗体（endomysial antibody, EMA）、抗去酰基麦胶蛋白肽抗体（deamidated gliadin peptide, DGP）。易感基因所表达的HLA-DQ2/DQ8对乳糜泻的诊断有重大意义。乳糜泻一经确诊，患儿就需要坚持终身的无麸质饮食（gluten free diet, GFD），GFD是目前最有效的治疗方法。

【临床表现】

临床表现与肠黏膜炎症和继发性吸收不良有关。乳糜泻通常在6～24月龄出现，出现于饮食中引入麸质后，表现为慢性腹泻、厌食、腹部膨隆和腹痛，以及生长迟滞或体重减轻。如果诊断延误，可能出现严重营养不良。病情严重的婴儿可能出现乳糜泻危象，其特征是严重的暴发性腹泻、腹胀、低血压、低蛋白血症和严重的代谢紊乱。长期慢性腹泻、胀气可伴有吸收不良，出现体重减轻、生长障碍、严重贫血、B族维生素缺乏所致神经系统疾病，以及维生素D和钙缺乏所致骨质疏松。乳糜泻既可引起腹泻（64%），还可引起便秘（8%）。乳糜泻也可能是无症状的，家庭筛查发现的43%的儿童无临床表现。

90%乳糜泻患儿伴有肠外表现，如慢性疲劳、缺铁性贫血、巨细胞性贫血［叶酸和（或）维生素B_{12}缺乏症］、疱疹样皮炎、牙釉质发育不全、复发性口腔阿弗他溃疡、关节炎、关节痛、骨质减少或骨质疏松、骨折、天冬氨酸氨基转移酶（谷草转氨酶）和丙氨酸氨基转移酶（谷丙转氨酶）轻度升高、身材矮小、青春期延迟、小脑性共济失调、反复头痛、周围神经病变、惊厥、焦虑、抑郁。

【胶囊内镜下表现】

乳糜泻患儿典型的内镜改变在十二指肠，可见十二指肠降部肠腔扩张，环状皱襞减少，皱襞呈扇贝样表现，出现黏膜分裂、裂隙、凹槽、马赛克征、黏膜下血管显露。胶囊内镜下特殊表现为小肠黏膜的自身改变，即绒毛萎缩（扇贝样、裂隙状、马赛克征、黏膜变平、环状皱襞消失及结节样改变等）及与其并发症相关的表现，如溃疡性空肠炎、肠病相关性T细胞淋巴瘤及小肠腺癌等。胶囊内镜可以进行图像放大，可以直接观察到绒毛；乳糜泻患儿黏膜绒毛萎缩，甚至完全看不到绒毛（图5-5）。黏膜皱襞呈扇贝样、马赛克征和裂隙状对乳糜泻具有高度的特异性（图5-6）。

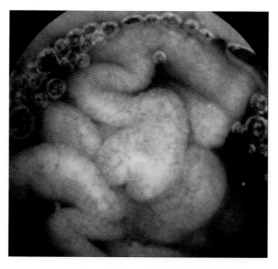

图5-5·乳糜泻患儿胶囊内镜小肠黏膜改变，绒毛消失

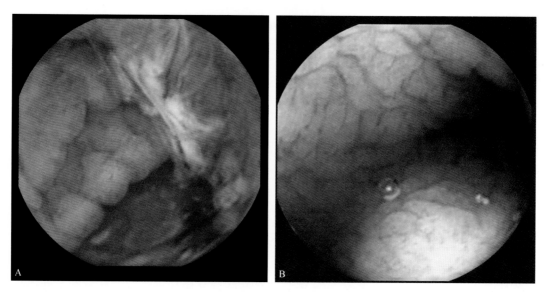

图5-6·乳糜泻患儿胶囊内镜小肠黏膜改变
A. 黏膜皱襞呈扇贝样；B. 黏膜皱襞呈马赛克征

【典型病例】

· 简要病史：患儿，男，10岁，因"粪便不成形7年"入院。解大便2～5次/日，不成形，无黏液血丝，无腹痛，无发热，体重增长缓慢。入院体重22.5 kg（＜P3），身高122 cm（＜P3）。血红蛋白103 g/L，白蛋白31.8 g/L。粪便常规：脂肪球（＋＋）。食物过敏原筛查：牛奶1.94 U/mL，蛋清/蛋黄1.34 U/mL，小麦面粉＜0.35 U/mL，大豆0.43 U/mL。胃镜：胃黏膜水肿，十二指肠环状皱襞减少，黏膜呈裂隙状（图5-7）。结肠镜：结肠、回盲部黏膜水肿、回肠末端绒毛萎缩（图5-8）。胶囊内镜：胃黏膜水肿，十二指肠、空肠及回肠黏膜水肿、分裂，绒毛萎缩，黏膜皱襞呈马赛克征（图5-9）。黏膜病理活检（图5-10）：十二指肠、

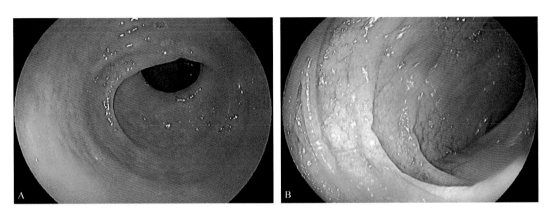

图5-7·胃镜下黏膜改变

A. 胃黏膜水肿；B. 十二指肠环状皱襞减少，黏膜呈裂隙状凹槽

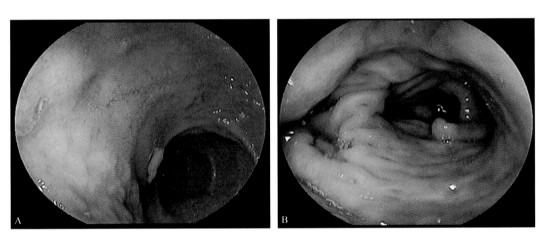

图5-8·结肠镜下黏膜改变

A. 回肠末端绒毛萎缩；B. 回盲部黏膜水肿

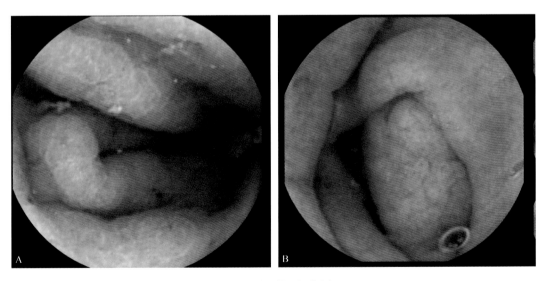

图5-9·胶囊内镜下黏膜改变

A. 胃黏膜水肿；B. 十二指肠绒毛萎缩，黏膜呈裂隙状（凹槽）；C. 空肠绒毛萎缩，黏膜皱襞呈马赛克征；D. 回肠绒毛萎缩，黏膜皱襞呈马赛克征

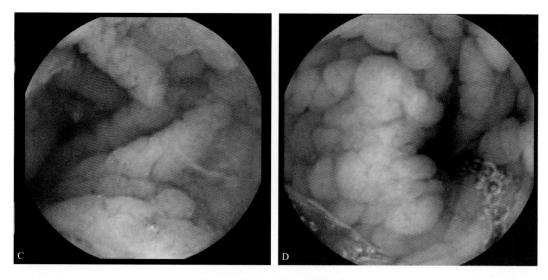

图5-9（续）·胶囊内镜下黏膜改变

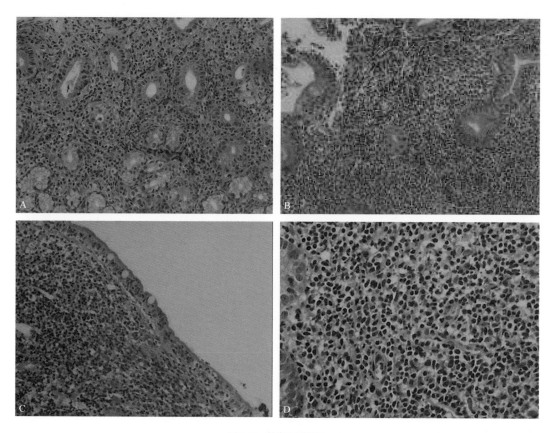

图5-10·黏膜病理活检

A. 胃黏膜固有层大量淋巴细胞浸润，嗜酸性细胞达40/高倍镜，深达黏膜肌层；B. 十二指肠黏膜绒毛重度萎缩，固有层大量淋巴细胞、浆细胞浸润；C. 回肠末端黏膜绒毛萎缩，腺体排列紊乱，固有层可见大量淋巴细胞浸润；D. 回盲部黏膜固有层局灶可见大量淋巴细胞浸润回肠末端黏膜绒毛重度萎缩，固有层大量淋巴细胞、浆细胞浸润，提示乳糜泻。

· 治疗与随访：回避麸质饮食。2周后患儿粪便成形。3个月后体重增长2 kg，血清白蛋白正常。目前已随访2年，患儿粪便正常，12岁体重28 kg，身高135 cm。

【总结】

（1）乳糜泻是可筛查、可治疗的疾病，在儿童若延迟诊断，可出现多种显著影响儿童生长发育的并发症，临床医师应提高对该疾病的认识。

（2）胶囊内镜具有强大的放大倍率透镜光学系统，可实现与解剖显微镜相似的放大倍率，因此能够评估小肠绒毛状结构。对于无法或不愿接受食管胃十二指肠镜检查的患儿，胶囊内镜可以为十二指肠活检提供替代方法。

（3）乳糜泻患儿需要终身摄入无麸质饮食，多数患儿症状可完全消退，达到黏膜愈合。

（陈佩瑜）

三、隐源性多灶性溃疡性狭窄性小肠炎

【概述】

隐源性多灶性溃疡性狭窄性小肠炎（cryptogenic multifocal ulcerating stenosing enteritis, CMUSE）于1964年被首次报道，临床症状多表现为反复发作的贫血、腹痛和柏油样便，以浅表性溃疡、小肠黏膜下层增厚为特征，通常不累及结肠，无全身炎症反应。CMUSE的病因目前尚不明确，可能与补体C2缺乏相关，亦有报道在同胞中存在遗传基础，与胞质磷脂酶A2（PLA2G4A）基因突变有关，也有研究报道CMUSE与X连锁隐性网状色素障碍有关。多灶性小肠胶原降解紊乱亦可能在CMUSE的发病中起着至关重要的作用。

【临床表现】

CMUSE好发于中青年，18～50岁占70%。男性和女性发病比例相当。因检查技术受限，小肠溃疡的诊断并不容易，很多研究报道从起病至考虑CMUSE诊断通常需要数年至数十年，就诊前平均病程约为10年。CMUSE发病早期以腹痛、贫血和胃肠道持续性隐匿性出血为主要表现，后逐渐出现慢性复发性肠梗阻，很少有腹泻，部分患者有家族史。

CMUSE很少有肠外表现，仅见报道口腔溃疡、肛管脓肿、脱发伴光过敏和水肿伴多浆膜腔积液。

【胶囊内镜下表现】

CMUSE以小肠多发性溃疡和狭窄为特点，小肠狭窄中空肠约占25%，回肠占35%，两者均有约占30%；而溃疡主要位于空肠。胶囊内镜是检出小肠病灶重要的诊断工具。CMUSE在胶囊内镜下主要表现为小肠多发环形狭窄伴溃疡（图5-11）。CMUSE早期以溃疡为主，在腹部增强CT和小肠MRI排除肠腔明显狭窄的情况下，可考虑行胶囊内镜和双气囊小肠镜检查；晚期以狭窄为主，胶囊内镜存在滞留风险，可考虑行双气囊小肠镜检查，但可能因肠腔狭窄造成小肠镜进镜困难，在长期随访中应谨慎进行胶囊内镜检查。

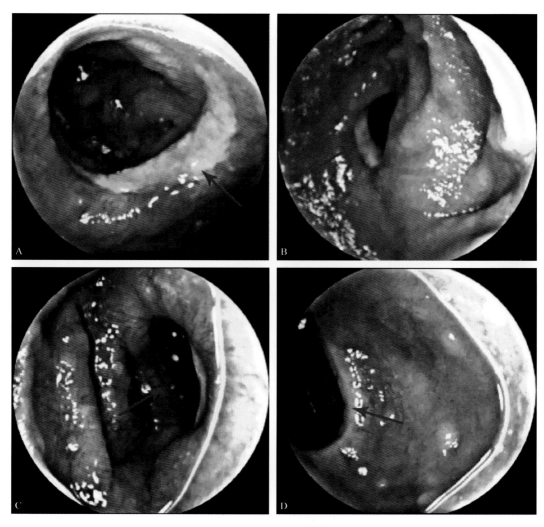

图5-11 · CMUSE胶囊内镜表现

A、B. 小肠狭窄伴浅表溃疡；C、D. 小肠环形狭窄

【典型病例】

· 简要病史：男，9岁6个月，因"反复贫血伴黑便6年"就诊。患儿3岁后出现反复贫血伴解黑便。6岁半曾行胃镜和结肠镜均未发现病变。8岁5个月行胶囊内镜示空肠中下段至回肠多发环形狭窄伴溃疡（图5-11）。9岁时再次解黑便伴下腹部隐痛，行结肠镜检查可见末端回肠淋巴滤泡增生，病理示小肠黏膜局灶淋巴组织增生（图5-12），胶囊内镜示小肠多发环形狭窄伴小肠炎（图5-11D）。结合临床诊断为CMUSE。

· 治疗与随访：诊断CMUSE后，口服铁剂并加用泼尼松龙（50 mg/d）口服。5个月后随访胶囊内镜示小肠未见明显管腔狭窄及溃疡性病变。停药后疾病曾复发，激素再次治疗有效。目前患儿已停药2年余，粪便棕黄色，无腹痛，血红蛋白波动在60 ～ 103 g/L水平。

【总结】

（1）CMUSE是一种罕见的小肠慢性疾病，临床症状多表现为反复发作的贫血、腹痛和

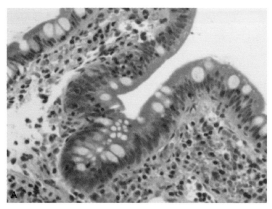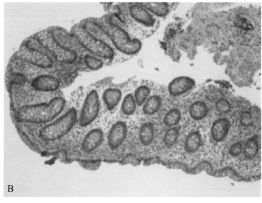

图5-12·肠黏膜组织病理

A. 小肠黏膜局灶淋巴组织增生，隐窝结构保存；B. 横结肠黏膜未见诊断性异常，未见肉芽肿

柏油样便。

（2）CMUSE以小肠多发性溃疡和狭窄为特点，早期以溃疡为主，晚期以狭窄为主。双气囊小肠镜和胶囊内镜是检出小肠病灶重要的诊断工具。

（3）CMUSE主要的治疗包括营养支持、糖皮质激素、肠切除术或球囊扩张术。预后目前尚不清楚，部分报道显示CMUSE预后不佳，常反复发作。

（张萍　黄瑛）

四、*SLCO2A1* 基因相关慢性肠病

【概述】

日本学者首先在诊断为慢性非特异性多发性溃疡性小肠病（CNSU）患者中发现存在*SLCO2A1*基因突变，后将这类肠病命名为*SLCO2A1*基因相关慢性肠病（chronic enteropathy associated with *SLCO2A1* gene, CEAS）。*SLCO2A1*基因突变除可引起CEAS外，也是原发性肥厚性骨关节病（PHO）2型的致病基因，CEAS和PHO可伴随出现。*SLCO2A1*基因突变引起胃肠道病变的机制目前尚不明确，有研究认为*SLCO2A1*基因突变会引起前列腺素 E_2（PGE_2）升高，但PGE_2对胃肠道有保护作用，故有学者猜测SLCO2A1蛋白功能缺失可能通过其他通路导致了胃肠道黏膜内的PGE_2利用障碍，从而导致了黏膜损伤。CEAS的临床症状、内镜下表现和病理学特点与克罗恩病或隐源性多灶性溃疡性狭窄性小肠炎（CMUSE）较类似，易被误诊，需通过基因检测鉴别。

【临床表现】

CEAS临床表现以贫血、腹痛、水肿、腹泻、便血或黑便为主，女性发病明显高于男性，CEAS与PHO高度相关，但目前CEAS合并完全型PHO文献报道仅见于男性。CEAS易被误诊为克罗恩病或CMUSE，采用5-氨基水杨酸、糖皮质激素、免疫抑制剂和生物制剂等无明显疗效，故病程迁延，一元论诊断通常需要数年。

【胶囊内镜下表现】

CEAS以小肠多发溃疡和狭窄为特点（图5-13），最常累及回肠，其次为十二指肠、空肠和胃，通常不累及末端回肠。部分患儿亦可表现为肠壁增厚、回肠末端多发淋巴滤泡样改变。溃疡通常比较表浅，部分呈环形或纵行分布，与周围正常黏膜界限清晰。内镜下活检的组织病理学表现不具有特异性。

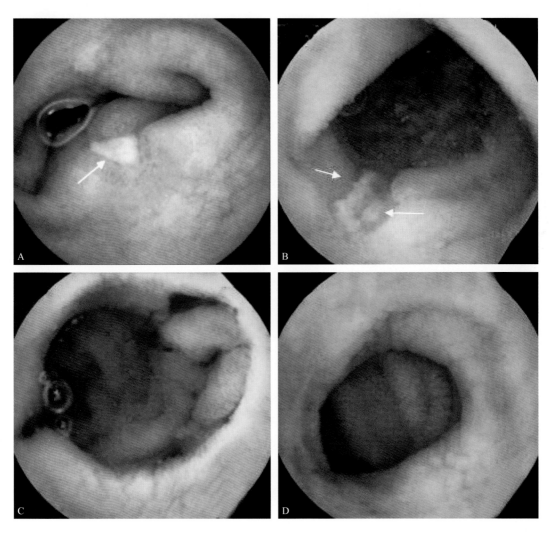

图5-13 · *SLCO2A1*基因相关慢性肠病胶囊内镜表现

A、B. 溃疡，敷黄白脓苔；C、D. 小肠环形狭窄

【典型病例】

· 简要病史：患儿，男，3岁后先后出现贫血、乏力、晨起双眼睑水肿，黑便。血常规及生化显示小细胞低色素性贫血伴有低蛋白血症。反复给予输注红细胞和白蛋白，贫血、低蛋白血症不能纠正。胃镜及结肠镜未发现明显异常。胶囊内镜显示部分小肠绒毛缺失、小肠淋巴管扩张、小肠环形狭窄（图5-14）。病理提示小肠黏膜急慢性炎伴灶性较多嗜酸性粒细

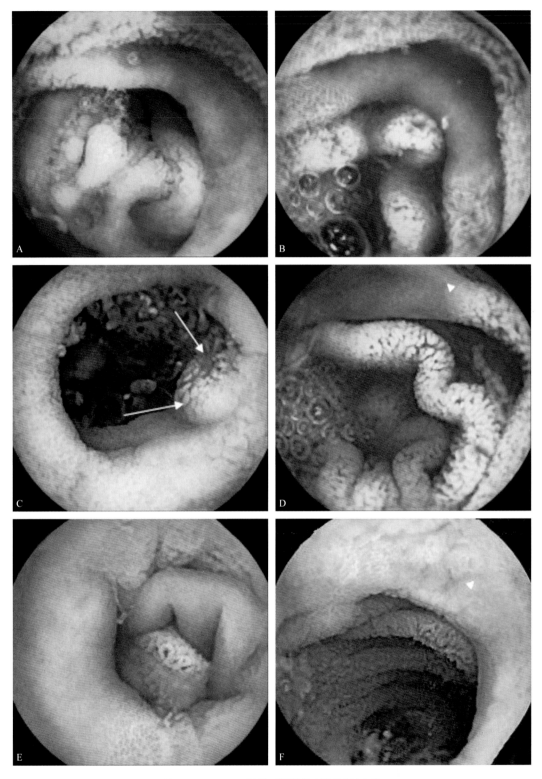

图5-14 · SLCO2A1 基因相关慢性肠病胶囊内镜表现

A、B. 部分小肠绒毛缺失；C. 小肠环形狭窄伴小肠淋巴管扩张；D. 小肠淋巴管扩张；E、F. 小肠环形狭窄胞浸润，淋巴管轻度扩张，回盲部黏膜慢性炎伴中等量嗜酸性粒细胞浸润。1年后复查胃镜示浅表性胃炎、十二指肠球炎；肠镜提示小肠绒毛较短；胶囊内镜提示空肠多发狭窄伴溃疡（图5-13）；病理提示十二指肠嗜酸性粒细胞轻度增多（30/高倍镜）。

• 治疗与随访：患儿有反复低蛋白血症和贫血表现，WES检测提示*SLCO2A1*基因复合杂合变异，胶囊内镜提示小肠多发溃疡伴狭窄，考虑为CEAS。给予口服糖皮质激素和硫唑嘌呤治疗，2～3个月后自行停药。随访仍有贫血、低蛋白血症，间歇性输血和输注白蛋白对症治疗。

【总结】

（1）CEAS是一种由*SLCO2A1*基因突变导致的小肠慢性疾病，临床症状多表现为贫血、腹痛、水肿、腹泻、便血或黑便，常与PHO相关。

（2）CEAS以回肠多发性溃疡和狭窄为特点，可伴有淋巴管发育异常。

（3）糖皮质激素、5-氨基水杨酸、免疫抑制剂和生物制剂对CEAS无明显疗效，肠内外营养支持能改善CEAS的临床症状，促进黏膜愈合。通常需要手术切除病变肠段缓解消化道出血和肠梗阻，但仍易复发。

（张萍 黄瑛）

五、嗜酸细胞性肠炎

【概述】

嗜酸细胞性胃肠道疾病是一组以胃肠道嗜酸性粒细胞（eosinophilic granulocyte, EOS）异常浸润为特征，导致器官功能障碍和临床症状的疾病。Kaiser在1936年首次报道该病，它可发生于全消化道，根据EOS浸润部位分为嗜酸细胞性食管炎、嗜酸细胞性胃炎、嗜酸细胞性胃肠炎、嗜酸细胞性肠炎（eosinophilic enteritis, EE）和嗜酸细胞性结肠炎。据估计，嗜酸细胞性胃肠炎的患病率为2.5/10万～30/10万，在5岁以内儿童中更常见，近年来其发生率一直在增加，这与环境、饮食、生活方式改变及临床工作者对此病的认识提高有关。EOS仅浸润小肠称为EE，它是一种罕见的慢性炎症性疾病，发病机制具体不详，可能是遗传易感性、肠道生态失调和环境触发因素相互作用的结果。大多数研究提示其与过敏相关，多认为由内外源性过敏原的变态反应所致，为IgE和Th-2免疫应答介导的变态反应性疾病。

【临床表现】

EE的临床表现缺乏特异性，与EOS浸润部位、范围及深度有关。EOS可病理性浸润肠道全层，根据其浸润深度可分为黏膜型、肌型、浆膜型及混合型，其中以黏膜型最为常见，肌型相对少见，这可能与患病率及病理标本获取的难易程度有一定关系。黏膜型多表现为腹痛、恶心、呕吐、腹泻、早饱、体重下降，严重时可有发育不良、蛋白丢失性肠病、消化道出血等；肌层浸润时可导致肠管壁增厚、肠道运动障碍，引起腹痛、腹胀、呕吐等肠梗阻、肠套叠症状，并可出现穿孔；浆膜型疾病更多表现为腹胀、腹水。病情进展可累及肠壁全层，从而合并两型或三型临床特点。EE与过敏密切相关，据报道，20%～80%的患儿外周血EOS增多，超过50%的患者血清IgE水平异常升高；此外，多达50%的患儿有特应性疾病病史，包括食物药物过敏、变应性鼻炎、哮喘和特应性皮炎。因此，在过敏体质患儿中，慢性腹部症状经常规治疗不能改善时，应考虑EE可能。

【胶囊内镜下表现】

在嗜酸细胞性胃肠道疾病的各个分型中，EE的诊断难度最大，因为病变部位在小肠，影像学检查敏感性较低，而且常规普通内镜检查无法评估小肠情况，因此胶囊内镜及小肠镜检查对于诊断EE尤为重要，特别是黏膜型患儿。EE好发于近端小肠及回肠末端，黏膜型内镜下表现通常为黏膜充血、水肿、散在红斑（图5-15）、糜烂（图5-16）、溃疡（图5-17）、黏膜脆性增加，表面可覆白苔。肌型内镜下可见肠壁增厚、肠腔狭窄（图5-18）及蠕动减慢。单纯浆膜型内镜下无特殊表现。然而，上述内镜下病变也经常存在于其他肠道感染性和炎症性疾病中，因此EE的诊断依赖于胃肠道组织病理活检或腹水检查。值得注意的是，肌型或浆

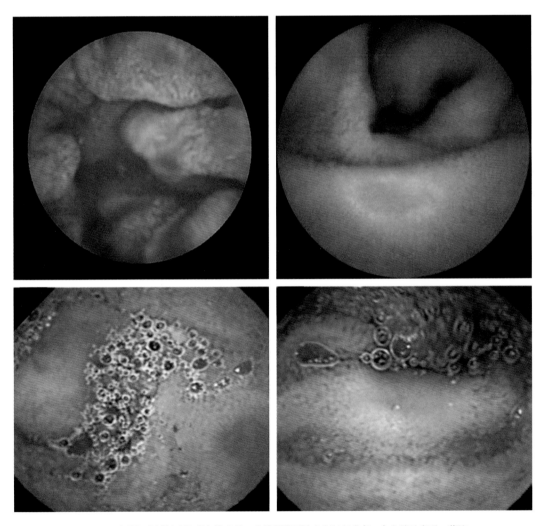

图5-15·嗜酸细胞性肠炎胶囊内镜表现。小肠黏膜可见多个红斑病变，中央绒毛扁平、萎缩

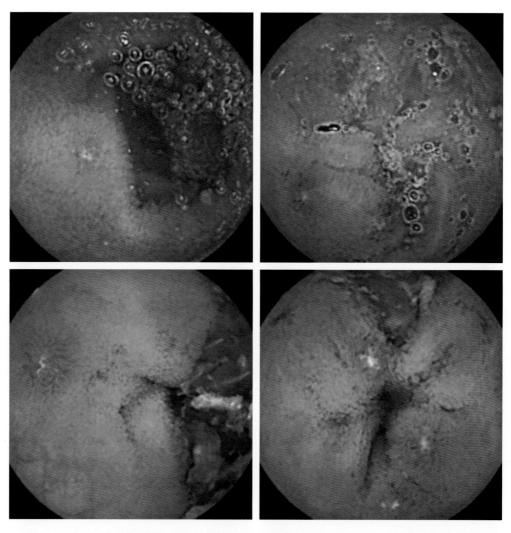

图5-16·嗜酸细胞性肠炎胶囊内镜表现。小肠黏膜散在糜烂及阿弗他溃疡，周围充血明显

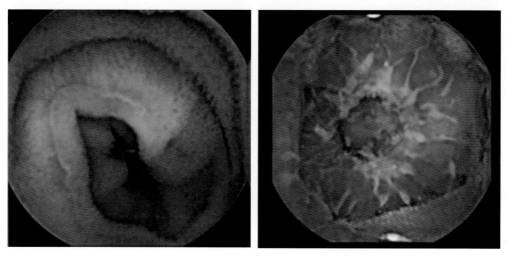

图5-17·嗜酸细胞性肠炎胶囊内镜表现。小肠黏膜溃疡病变

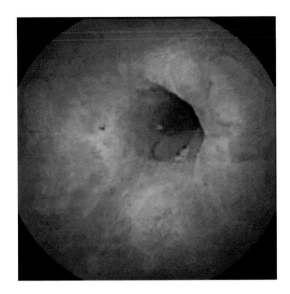

图5-18·嗜酸细胞性肠炎胶囊内镜表现。回肠黏膜病变，肠腔狭窄明显

膜型EE患儿的内镜下表现及黏膜活检结果可为正常。在这种情况下，应进行剖腹手术或腹腔镜全层活检以确诊。

【典型病例】

简要病史：患儿，男，4岁，因"腹痛、腹泻3个月"就诊，黄色水样便2～4次/天，既往有鼻炎、湿疹史。外周血EOS（2.4～3.6）×10^9/L，总IgE 340 U/mL，血涂片、骨髓细胞学检查、粪便常规、粪便病原学检查、粪便寄生虫镜检、血液寄生虫抗体、自身抗体谱检查未见异常。食管、胃、十二指肠镜及全腹CT检查未见异常。胶囊内镜检查（图5-19）提示小肠多发小糜烂灶及阿弗他溃疡，周围充血明显，回肠末端绒毛肿胀，可见线性溃疡。通

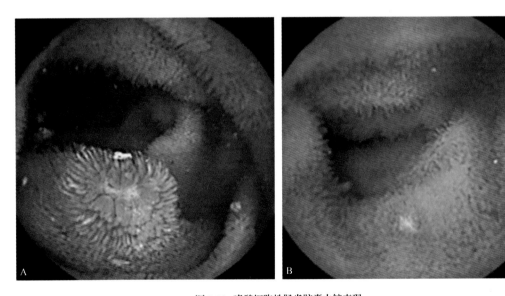

图5-19·嗜酸细胞性肠炎胶囊内镜表现

A～C.小肠多发糜烂及阿弗他溃疡，周围充血明显；D.回肠末端绒毛肿胀，可见线性不及规则形溃疡

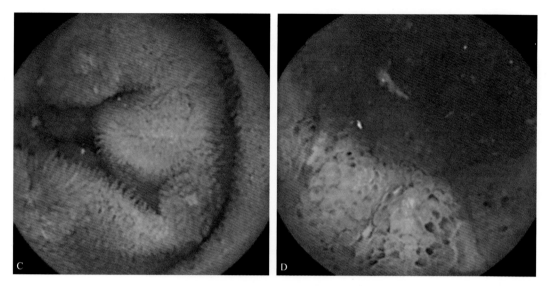

图5-19（续）·嗜酸细胞性肠炎胶囊内镜表现

过双气囊小肠镜对小肠及结肠进行了多点活检，病理（图5-20）显示小肠黏膜固有层可见大量EOS浸润，最高达106/高倍镜；免疫组化、抗酸染色、EBER均未见异常。

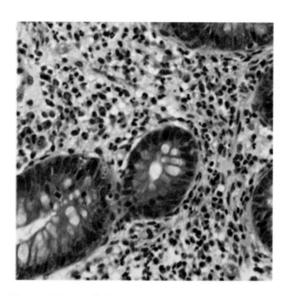

图5-20·病理（HE染色，×400）显示大量嗜酸性粒细胞浸润

· 治疗与随访：确诊为EE后，采取了饮食回避（忌牛奶、鸡蛋、大豆、小麦、海鲜及坚果）、口服抗组胺药（氯雷他定）及白三烯受体拮抗剂（孟鲁司特钠咀嚼片）治疗，2周后患儿腹痛、腹泻症状缓解，随访半年，患儿无复发，监测外周血EOS为（0.2～0.5）×10^9/L。

【总结】

（1）EE的发生率一直在增加，我们应该提高诊断的警惕性，在腹部症状经常规治疗无法改善时，应该考虑此病的可能性，以减少疾病的漏诊率。

（2）在缺乏可靠的生物学标志物的情况下，EE的诊断是基于症状和肠道组织的嗜酸性粒细胞病理性浸润，胶囊内镜通过观察整个小肠情况帮助定位病变，联合双气囊小肠镜或腹腔镜活检可以促进EE的早期诊断。

（3）EE的治疗措施包括饮食治疗（规避过敏原）、抗炎治疗（糖皮质激素）和抗过敏治疗（抗组胺药、白三烯受体拮抗剂、肥大细胞稳定剂、免疫抑制剂等），预后大多良好，临床医师要根据患儿的病情、病程、有无并发症等制定个体化治疗方案。

（代东伶）

六、胃肠道移植物抗宿主病

【概述】

异基因造血干细胞移植（allogeneic hematopoietic stem cell transplantation, allo-HSCT）是治疗一些儿童恶性和非恶性血液疾病、免疫缺陷病、自身免疫性疾病及遗传代谢性疾病的有效方法。移植物抗宿主病（graft versus host disease, GVHD）在接受allo-HSCT患儿中患病率约为40%，是致病和致死的主要原因。GVHD可发病急骤，也可为慢性病。急性移植物抗宿主病（aGVHD）指的是同种异体移植术后100天内发病。慢性移植物抗宿主病（cGVHD）指的是同种异体移植术后超过100天发病。GVHD主要累及皮肤、肝脏、胃肠道等组织器官，其中肠道移植物抗宿主（gastrointestinal graft versus host disease, GI-GVHD）的临床症状重，对全身状况影响较大。GI-GVHD主要是由于胃肠道免疫系统稳态机制紊乱和供者细胞毒性淋巴细胞过度反应所致。黏膜活检是诊断GI-GVHD的金标准。

【临床表现】

GI-GVHD多见于胃、小肠和结肠，食管较少累及。累及上消化系统的主要症状包括厌食、消化不良、恶心、呕吐；累及下消化系统的主要症状为水泻、腹痛、肠梗阻等，少数患儿可出现胃肠道出血。GI-GVHD分度标准：Ⅰ度指腹泻量在500～1 000 mL/d，伴恶心、呕吐；Ⅱ度指腹泻量在1 000～1 500 mL/d，内镜活检证实有GVHD；Ⅲ度指腹泻量在1 500～2 000 mL/d；Ⅳ度指腹泻量＞2 000 mL/d，伴有肠梗阻及严重腹痛。

GI-GVHD依据病史和临床表现，并排除化疗、放疗引起的毒副作用及各种胃肠道感染，病理组织学检查发现胃肠道上皮细胞破坏、缺失、糜烂，淋巴细胞浸润及凋亡小体可明确诊断。

【胶囊内镜下表现】

GVHD的典型胶囊内镜表现为弥漫性炎症改变，包括水肿、红斑和黏膜剥脱。内镜下GVHD分级评分（图5-21）：0级，正常黏膜；Ⅰ级，血管标记消失和（或）轻度局部红斑；Ⅱ级，中度弥漫性红斑或结节；Ⅲ级，黏膜糜烂或易碎；Ⅳ级，黏膜脱落、溃疡和黏膜剥脱。

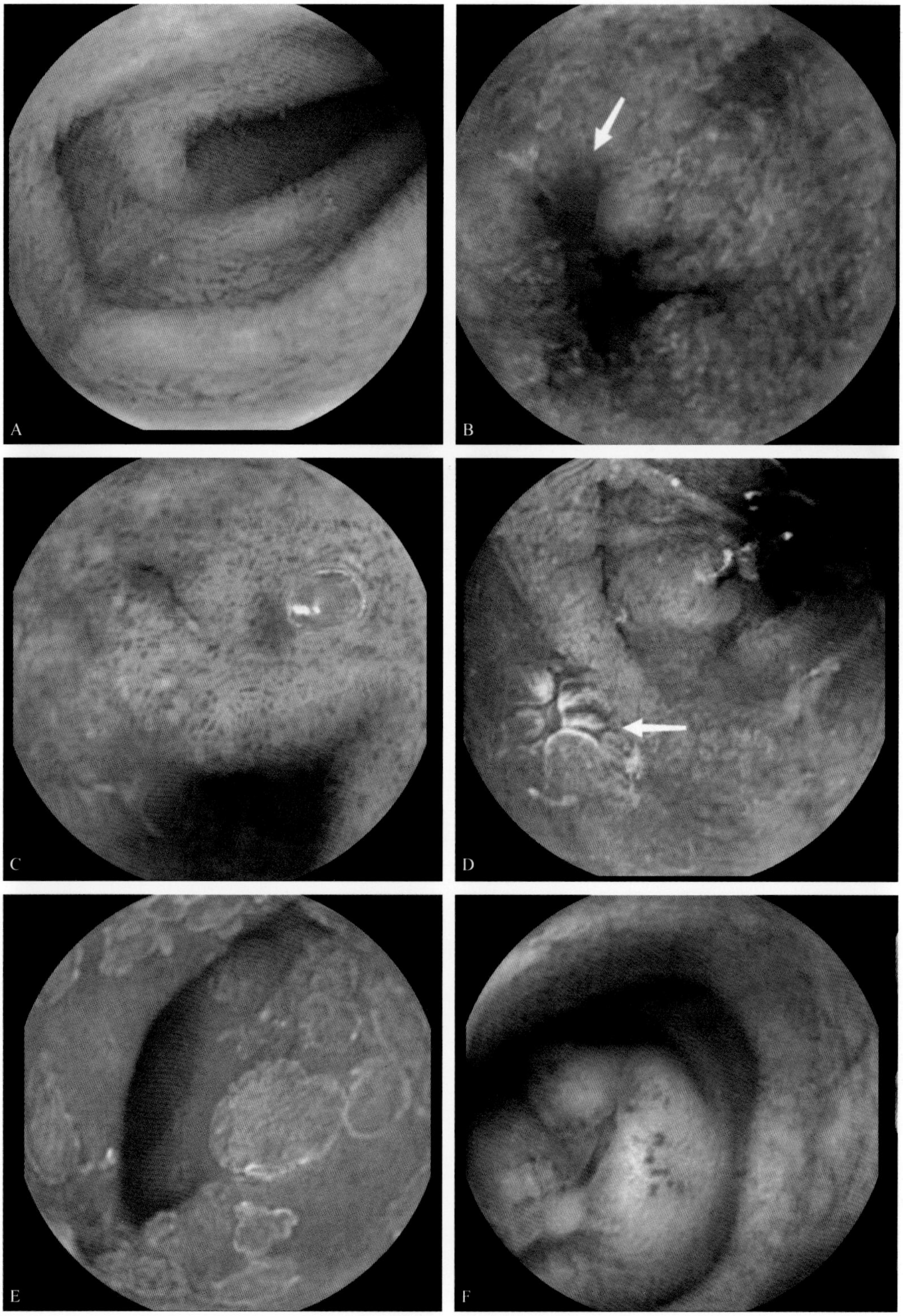

图5-21 · 胃肠道移植物抗宿主病患儿小肠的胶囊内镜图像

A. 正常黏膜；B. 黏膜局灶性红斑；C. 黏膜弥漫性红斑；D. 黏膜易碎性伴绒毛剥脱；E. 黏膜剥脱；F. 黏膜溃疡

【典型病例】

简要病史：患儿，男，3岁，因"干细胞移植术后1月余，发热2天，腹泻1天"入院。因黏多糖贮积症Ⅱ型行异基因干细胞移植。术后予以环孢素预防GVHD。热峰39.4℃，解水样便3次，量约500 mL/d，小便正常。体重15.2 kg，身高99 cm，黏多糖贮积症外貌。血常规三系下降，低蛋白血症。粪便培养阴性。胃肠镜检查（图5-22）：胃炎、结肠溃疡。胶囊内镜检查（图5-23）：小肠黏膜绒毛扁平，弥漫性红斑；回肠溃疡。黏膜病理活检（图5-24）：横结肠黏膜轻度慢性炎，未见巨细胞病毒、EB病毒感染，结合临床符合急性移植物抗宿主反应肠道病变，GVHD组织学分级1级；升结肠黏膜中度慢性炎伴溃疡形成，部分肠隐窝坏死，腺上皮内可见凋亡小体，未见巨细胞病毒、EB病毒感染，结合临床符合急性移植物抗宿主反应肠道病变，GVHD组织学分级2级。

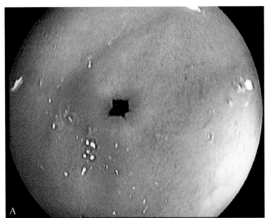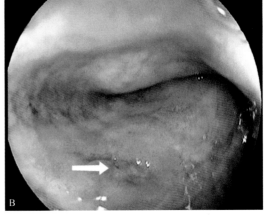

图5-22 · 胃肠镜下黏膜改变
A.胃黏膜充血；B.结肠溃疡

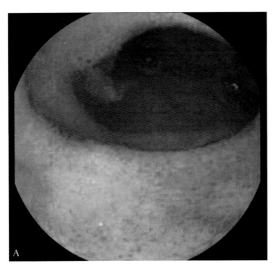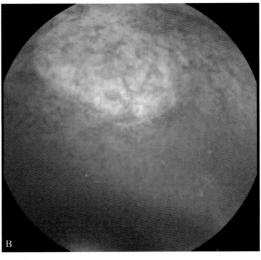

图5-23 · 胶囊内镜下黏膜改变
A.黏膜绒毛扁平，弥漫性红斑；B.回肠浅溃疡

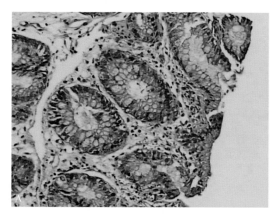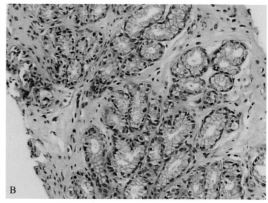

图5-24·黏膜病理活检

A. 横结肠黏膜腺上皮内可见凋亡小体；B. 升结肠黏膜部分肠隐窝坏死，腺上皮内可见凋亡小体

治疗与随访：予以甲泼尼龙琥珀酸钠冲击同时小剂量维持，予以巴利昔单抗抗GVHD治疗，同时予以布地奈德、沙利度胺、环孢素免疫调节，辅以蒙脱石散、消旋卡多曲等治疗，患儿仍排水样便，粪便量约1 000 mL/d，改用英夫利西单抗抗GVHD治疗，3天后患儿粪便成形。其间监测口服环孢素浓度未达治疗量，改为他克莫司口服，9个月后停药。出院后继续口服吗替麦考酚酯2个月，甲泼尼龙片逐渐减量至停药。目前已随访2年，患儿粪便正常，定期监测脏器功能及血常规结果正常，5岁体重20 kg，身高110 cm。

【总结】

（1）GI-GVHD临床症状重、对全身状况影响大，在GVHD的发生、发展过程中占有重要的地位，其早期诊断和有效治疗直接关系到疾病的预后。

（2）GVHD可以整体或分段影响小肠。胶囊内镜是一种非侵入性内镜工具，可实现完整的小肠可视化。

（3）aGVHD目前一线治疗方案以糖皮质激素为主，但激素治疗失败后尚无统一的二线治疗方案。

（陈佩瑜）

参考文献

［1］白小寒.乳糜泻研究进展［J］.世界最新医学信息文摘，2021, 21（25）: 154-155.

［2］耿岚岚，林文浩.儿童乳糜泻［J］.中国实用儿科杂志，2021, 36（4）: 261-265.

［3］刘秀莹，陈烨.乳糜泻临床研究进展［J］.中华内科杂志，2020, 59（9）: 733-737.

［4］吴东，陈丹，刘炜，等.隐源性多灶性溃疡性狭窄性小肠炎10例临床特点分析［J］.中华消化杂志，2017, 37（2）: 79-83.

［5］谢媚，陈伟红，杜新.急性移植物抗宿主病治疗最新进展［J］.中华器官移植杂志，2019, 40（3）: 186-188.

［6］Blanco-Velasco G, Cuba-Sascó C, Hernández-Mondragón OV, et al. Gastrointestinal graft-versushost disease. What is the role of capsule endoscopy? A case series［J］. Rev Gastroenterol Mex, 2017, 82(2): 191-192.

［7］Blanco-Velasco G, Palos-Cuellar R, Domínguez-García MR, et al. Utility of capsule endoscopy in the diagnosis of gastrointestinal graft-versus-host disease［J］. Rev Gastroenterol Mex, 2021, 86(3): 215-219.

［8］Chung SH, Park SU, Cheon JH, et al. Clinical characteristics and treatment outcomes of cryptogenic multifocal ulcerous stenosing enteritis in Korea［J］. Dig Dis Sci, 2015, 60(9): 2740-2745.

［9］Eleni K, Alexandra P. Eosinophilic gastrointestinal diseases in childhood［J］. Ann Nutr Metab, 2018, 73 Suppl 4: 18−28.

［10］Fang Y, Peng K, Zhao H, et al. The characteristics of video capsule endoscopy in pediatric Henoch-Schönlein purpura with gastrointestinal symptoms［J］. Pediatr Rheumatol Online J, 2020, 18(1): 84.

［11］Gonsalves Nirmal Aa. Eosinophilic gastrointestinal disorders［J］. Clin Rev Allergy Immunol, 2019, 57(2): 272−285.

［12］Husby S, Koletzko S, Korponay- Szabo IR, et al. SPGHAN Working Group on coeliac disease diagnosis; ESPGHAN gastroenterology committee; European society for pediatric gastroenterology, hepatology, and nutrition［J］. J Pediatr Gastroenterol Nutr, 2012, 54(1): 136−160.

［13］Husby S, Koletzko S, Korponay-Szabo I, et al. European society paediatric gastroenterology, hepatology and nutrition guidelines for diagnosing coeliac disease 2020［J］. Pediatr Gastroenterol Nutr, 2020, 70(1): 141−156.

［14］Inoki K, Kakugawa Y, Takamaru H, et al. Capsule endoscopy after hematopoietic stem cell transplantation can predict transplant-related mortality［J］. Digestion, 2020, 101(2): 198−207.

［15］Jens T, Jφrgen T, Karen T. Retrospective study recommends endoscopy when diagnosing lymphocytic colitis or eosinophilic gastrointestinal disorder in children with abdominal pain［J］. Acta Paediatr, 2019, 108(1): 154−159.

［16］Kijmassuwan T, Tanpowpong P, Molagool S, et al. A rare cause of multiple small bowel ulcers and strictures in a 10-year-old child［J］. Turk J Gastroenterol, 2018, 29(1): 110−113.

［17］Koh P, Cole N, Evans HM, et al. Diagnostic utility of upper and lower gastrointestinal endoscopy for the diagnosis of acute graft-versus-host disease in children following stem cell transplantation: a 12-year experience［J］. Pediatr Transplant, 2021, 25(7): e14046.

［18］Lazaridis LD, Tziatzios G, Toth E, et al. Implementation of European Society of Gastrointestinal Endoscopy (ESGE) recommendations for small-bowel capsule endoscopy into clinical practice: Results of an official ESGE survey［J］. Endoscopy, 2021, 53(9): 970−980.

［19］Martina V, Alessandro R, De Filippo M, et al. Eosinophilic gastrointestinal disorders in children and adolescents: a single-center experience［J］. Dig Liver Dis, 2022, 54(2): 214−220.

［20］Pennazio M, Spada C, Eliakim R, et al. Small-bowel capsule endoscopy and device-assisted enteroscopy for diagnosis and treatment of small-bowel disorders: European society of gastrointestinal endoscopy (ESGE) clinical guideline［J］. Endoscopy, 2015, 47(4): 352−376.

［21］Pesek RD, Reed CC, Collins MH, et al. Association between endoscopic and histologic findings in a multicenter retrospective cohort of patients with non-esophageal eosinophilic gastrointestinal disorders［J］. Dig Dis Sci, 2020, 65(7): 2024−2035.

［22］Pérez-Cuadrado-Robles E, Castilla-Llorente C, Quénéhervé L, et al. Short article: capsule endoscopy in graft-versus host disease［J］. Eur J Gastroenterol Hepatol, 2017, 29: 423−427.

［23］Roache-Robinson P, Hotwagner DT. Henoch schönlein purpura［M］. In: StatPearls［Internet］. Treasure Island (FL): StatPearls Publishing, 2022.

［24］Rokkas T, Niv Y. The role of video capsule endoscopy in the diagnosis of celiac disease: a meta-analysis［J］. Eur J Gastroenterol Hepatol, 2012, 24(3): 303−308.

［25］Shulman HM, Cardona DM, Greenson JK, et al. NIH Consensus development project on criteria for clinical trials in chronic graft-versus-host disease: II. The 2014 Pathology Working Group Report［J］. Biol Blood Marrow Transplant, 2015, 21(4): 589−603.

［26］Steinbach EC, Hernandez M, Dellon ES. Eosinophilic esophagitis and the eosinophilic gastrointestinal diseases: approach to diagnosis and management［J］. J Allergy Clin Immunol Pract, 2018, 6(5): 1483−1495.

［27］Trnka P. Henoch-Schönlein purpura in children［J］. J Paediatr Child Health, 2013, 49(12): 995−1003.

［28］Umeno J, Hisamatsu T, Esaki M, et al. A hereditary enteropathy caused by mutations in the SLCO2A1 gene, encoding a prostaglandin transporter［J］. PLoS Genet, 2015, 11(11): e1005581.

［29］Wang Q, Li YH, Lin GL, et al. Primary hypertrophic osteoarthropathy related gastrointestinal complication has distinctive clinical and pathological characteristics: two cases report and review of the literature［J］. Orphanet J Rare Dis, 2019, 14(1): 297.

［30］Yoshikazu K, Sachiko O, Takashi F, Eosinophilic gastrointestinal diseases - pathogenesis, diagnosis, and treatment［J］. Allergol Int, 2019, 68(4): 420−429.

［31］Zammit CS, Sanders DS, Sidhu R. Capsule endoscopy for patients with coeliac disease［J］. Expert Rev Gastroent, 2018, 12(8): 779−790.

［32］Zhang Y, Huang L, Liu R, et al. Case report of a pair of siblings with cryptogenic multifocal ulcerating stenosing enteritis: A rare disease easily to be misdiagnosed as Crohn disease［J］. Medicine (Baltimore), 2017, 96(32): e7527.

第六章

小肠出血性疾病

一、梅克尔憩室

【概述】

梅克尔憩室是最常见的消化道先天畸形，起因于卵黄管不完全闭合，憩室包含小肠壁的各层结构，属于真性憩室。一般人群的梅克尔憩室患病率约为2%，多发生于距离回盲瓣60 cm内的小肠。2% ～ 4%的梅克尔憩室患儿会出现并发症，且多发生于儿童期。

【临床表现】

梅克尔憩室一般没有临床症状，有些为腹部手术期间偶然发现。常见的临床症状包括消化道出血、腹痛和肠梗阻。

1. 消化道出血　含有异位胃黏膜的梅克尔憩室常伴有出血，儿童血便多为暗红色或果酱色，出血量大时也可见鲜红色血便。^{99m}Tc同位素检查多有阳性提示。

2. 腹痛　梅克尔憩室相关腹痛可能与以下原因相关：憩室炎、憩室穿孔、憩室结石或寄生虫嵌顿（罕见）。疼痛部位与急性阑尾炎类似，因此易被误诊。

3. 肠梗阻　梅克尔憩室相关的肠梗阻可由以下原因产生：继发性肠套叠、憩室扭转、憩室疝、憩室炎、憩室内翻。主要临床表现为腹胀、呕吐、腹痛和其他梗阻征象。

【胶囊内镜下表现】

梅克尔憩室在胶囊内镜检查中最常见的征象为小肠双腔样结构（图6-1）。然而在管状肠重复畸形中也可见到相同表现，胶囊内镜难以鉴别，主要依靠病理诊断。镜下可见憩室开口大小不一（图6-2），部分还可见到憩室周围黏膜溃疡（图6-3）或出血。此外，憩室内翻在胶囊内镜下罕见，多数内翻憩室引起肠套叠或肠梗阻，通过小肠镜或手术治疗时见到内翻的憩室（图6-4）。梅克尔憩室胶囊内镜检查阴性者，可能由于胶囊内镜可视角度限制、憩室开口宽大难以与正常肠腔区分或胶囊内镜不能注气使肠腔展开见不到憩室开口等因素导致。

【典型病例】

• 简要病史：11岁男孩，间歇性腹痛伴便血3年，脐周隐痛，发作时间不固定，便血多为暗红色，有时为黑色成形便或仅粪便隐血。胃肠镜检查未发现异常，^{99m}Tc同位素检查阴

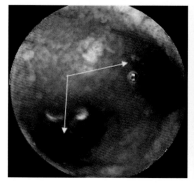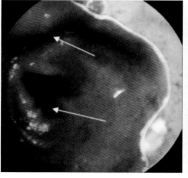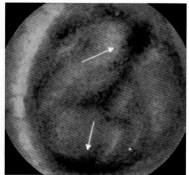

图6-1·胶囊内镜下回肠异常双腔样结构

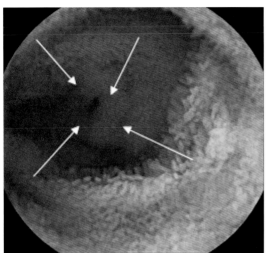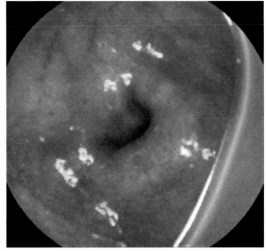

图 6-2 · 胶囊内镜下小肠异常开口

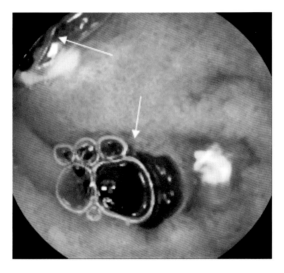

图 6-3 · 胶囊内镜下小肠异常双腔样结构，憩室周围黏膜溃疡，表面附白苔

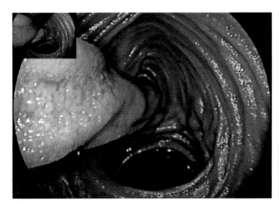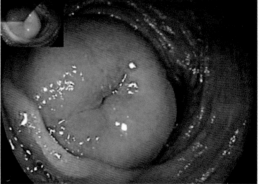

图 6-4 · 小肠镜梅克尔憩室。内翻梅克尔憩室凸入肠腔，头端见脐样凹陷（该图由复旦大学附属中山医院内镜中心提供）

性，抑酸、止血药物治疗后症状可缓解，但易反复，血红蛋白多次下降至 75 ～ 80 g/L，结合临床表现考虑小肠病变，重复 ^{99m}Tc 同位素检查显示中下腹异常放射性浓聚灶（图6-5），胶囊内镜在回肠发现双腔样结构，周围黏膜见溃疡，表面附有白苔（图6-3）。

• 治疗与随访：予以腹腔镜下切除病变（图6-6），术后病理支持梅克尔憩室诊断。

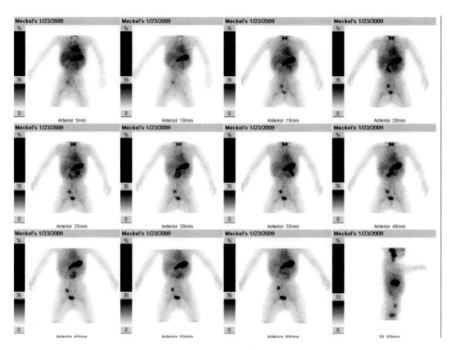

图6-5 · ^{99m}Tc 同位素异位胃黏膜显像。中下腹异常放射性浓聚，提示梅克尔憩室可能

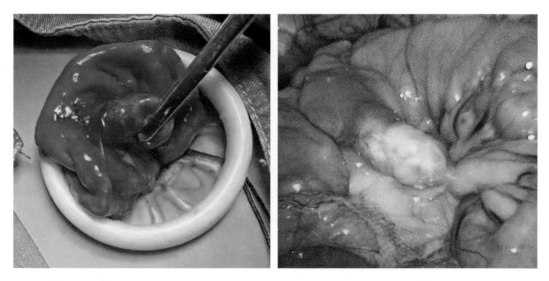

图6-6 · 术中小肠憩室。距回盲 55 cm 可见小肠憩室样结构，位于系膜对侧缘，长 5 cm

【总结】

（1）仅4%～6%的梅克尔憩室可出现临床表现，儿童常见临床症状为消化道出血、腹痛和肠梗阻。

（2）^{99m}Tc同位素检查对儿童梅克尔憩室诊断的敏感性为85.0%，特异性为95.0%，阳性预测值可达96.3%，但同位素检查阴性不能完全排除梅克尔憩室。

（3）胶囊内镜下多数可见双腔样结构，或伴溃疡/出血。胶囊内镜对出血症状梅克尔憩室的阳性预测值为84.6%，对胶囊内镜检查阴性但临床高度怀疑梅克尔憩室的患儿，可重复进行胶囊内镜及^{99m}Tc同位素检查，如仍未发现异常，可进行腹腔探查术或气囊小肠镜可明确诊断并予以治疗。

（孟颖颖　王玉环）

二、血管畸形

【概述】

胃肠道血管畸形（gastrointestinal vascular malformation, GIVM）为胃肠道血管发育不良所致，是导致不明原因消化道出血的主要原因之一。病变可累及全消化道，但以下消化道为主，出血常隐匿，复发率高，具体发病机制尚不明确。消化道出血患儿中小肠出血占5%～10%，而小肠血管畸形占小肠出血的40%，是良性的小肠血管病变，发生率约占小肠肿瘤的0.05%。小肠血管畸形主要位于黏膜下层，包括动静脉畸形、血管扩张、血管瘤、血管发育不良等，随着病变发展也可累及黏膜层，当与小肠黏膜浅表小溃疡相通后在机械性损伤或消化液的侵蚀作用下可致出血。

【临床表现】

胃肠道血管畸形可以没有症状，也可表现为便血，出血多为间歇性、少量，有自限性，出血常来自扩张的毛细血管和小静脉，少数也可有急性大出血而引起休克。本病多伴有慢性贫血，病程迁延，且血管畸形不累及肠道功能，无疼痛，故临床不易被重视且诊断困难，误诊和漏诊率高，多经临床反复检查才得出诊断。

【胶囊内镜下表现】

胃肠道血管畸形表现不一，可呈片状、云雾状充血灶，表现为斑片状畸形扩张，部分质地似海绵状，可略突出于黏膜平面（图6-7）；或血管密集、迂曲，呈斑点状鲜红色小团块（图6-8）；或表现为局部扩张增粗，形如树枝，颜色多呈蓝色、蓝紫色或红紫色（图6-9），部分可伴随活动性出血。

【典型病例】

简要病史：3岁女孩，1岁时曾因"面色苍白2个月"住院，其间查血红蛋白最低至39 g/L，粪便隐血阳性，骨髓穿刺提示缺铁性贫血骨髓象，全消化道造影未见异常，建议完善胃肠镜检查，家属拒绝；2年后因"便血2次"再次入院，粪便软，查血红蛋白79 g/L，完善胶囊内镜提示消化道出血，小肠血管畸形可能性较大（图6-10）。

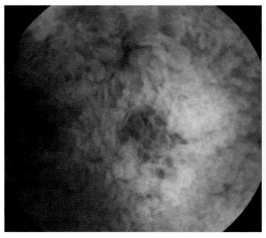

图6-7·血管畸形。呈片状畸形扩张，略突出于黏膜平面

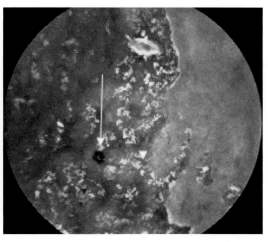

图6-8·血管畸形。呈斑点状鲜红色小团块

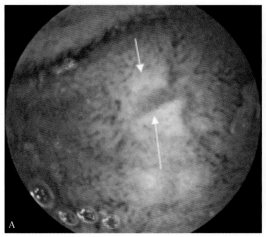

图6-9·血管畸形

A. 显示局部血管增粗；B. 显示血管明显扩张增粗，呈树枝状，蓝紫色

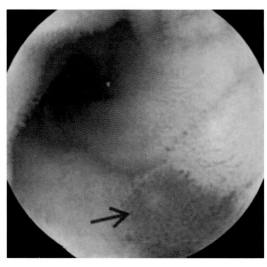

图6-10·血管畸形。局部血管密集，迂曲，呈片状，边界清楚，中心点状糜烂

治疗与随访：腹腔镜下探查见距回盲部80 cm处可见肠壁血管病变，大小约1 cm×1 cm（图6-11），与周围无粘连，予以病变部位切除行肠切除吻合术，术后病理提示（回肠）局灶黏膜下见血管增生及扩张厚壁血管，部分血管壁炎细胞浸润。

【总结】

（1）胃肠道血管畸形因临床症状不典型，早期确诊较为困难，应警惕不明原因便血、贫血因肠血管畸形引起的可能。

（2）及时行胶囊内镜、腹部增强计算机体层血管成像（CTA）等有助于明确是否有血管病变及肿物的存在，避免误诊。

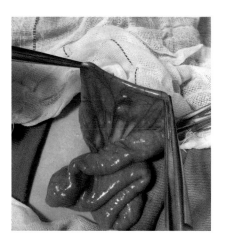

图6-11·血管畸形。术中可见距回盲部80 cm的肠壁局部血管病变，大小约1 cm×1 cm，与周围无粘连

（夏海娇　王玉环）

三、毛细血管扩张症

【概述】

毛细血管扩张症（telangiectasia）是指皮肤或黏膜表面的毛细血管、小静脉和微小动静脉因各种原因导致的持久性扩张。按其发病机制可分为遗传性和非遗传性因素，前者主要见于遗传性毛细血管扩张症（hereditary hemorrhagic telangiectasia, HHT），后者可继发于一些皮肤病及肝脏疾病、内分泌疾病、结缔组织病等。在儿童，HHT是毛细血管扩张症的主要病因。

HHT是一种常染色体显性遗传病，主要表现为反复鼻出血、皮肤黏膜毛细血管扩张、内脏器官的动静脉畸形。其表型随年龄增长逐渐外显，故在儿童阶段本病的漏诊率及误诊率均较高，这也致使真实患病率难以统计，目前HHT估计患病率为1/5 000。HHT是由编码转化生长因子 β / 人骨形态发生蛋白信号通路的基因发生变异致病，其中97%的临床确诊患儿由9号染色体上的 *ENG* 基因（HHT1型）、12号染色体上的 *ACVRL1* 基因（HHT2型）及18号染色体的 *SMAD4* 基因（幼年性息肉病和HHT综合征）变异引起。

【临床表现】

反复自发性鼻出血是HHT最常见的症状，常会导致缺铁性贫血。鼻出血的平均发病年龄是12岁，约50%的患者在20岁之前出现症状，接近100%的患者于40岁时发病。

HHT的典型体征是嘴唇、颜面或手部的毛细血管扩张，多在鼻出血发病后5～30年出现，最常见于第20～30年。

内脏受累主要见于肺、肝、脑及胃肠道，发病可早在儿童甚至婴幼儿时期，其中肺动静脉畸形（pAVM）、脑血管畸形（CVM）更早出现症状且更易造成严重的后果，前者主要表现为低氧血症、呼吸困难、咯血，可并发卒中或脑脓肿；后者以脑出血为主要表现，可遗留认知障碍、癫痫、脑积水。

　　80%的患儿在胃肠镜检查时发现胃肠道毛细血管扩张，但出现症状者仅占25%～30%，症状发生年龄多在50～60岁及以后，部位以胃及近端小肠为主。消化道出血是患儿主要或唯一的胃肠道症状，出血呈间歇性，多为少量、缓慢出血，往往不伴有明显黑便，可自限，少有急性大出血发作。

【胶囊内镜下表现】

　　因大多数HHT患儿无消化道症状，故内镜检查主要用于不明原因黑便或不明原因贫血，尤其是缺铁性贫血患儿。在内镜检查的选择上，因扩张的毛细血管主要发生在胃及近端小肠，且胃、十二指肠毛细血管扩张的存在度及数量可以预测空肠毛细血管扩张的存在度及数量。因此，在大部分病例中上消化道内镜检查即可达到诊断目的。但如常规胃肠镜检查无法充分解释黑便或贫血病因时，可选择胶囊内镜检查。胶囊内镜下主要表现为孤立或弥漫性分布的扩张毛细血管，形如点状、斑片状或树枝状，大小数毫米至数厘米不等，鲜红色，边界清晰，病灶多与黏膜平齐，伴或不伴活动性出血（图6-12）。

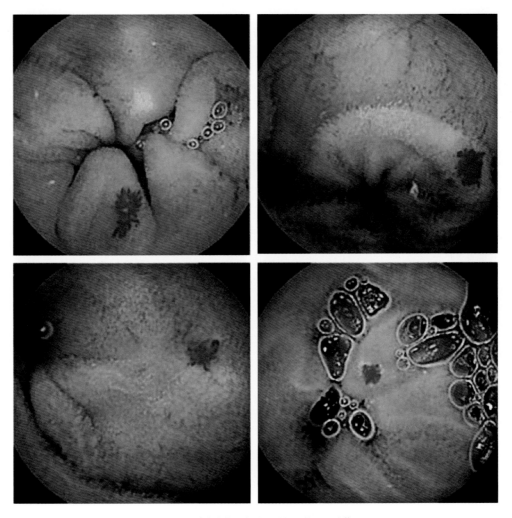

图6-12·胶囊内镜下扩张的毛细血管，斑片状

【典型病例】

简要病史：患儿，男，8岁，因"间歇性便血2年"入院。间歇性柏油样便，量不多，曾有数次轻微鼻出血，无其他不适。血红蛋白最低96 g/L。家族中无类似病史及遗传性疾病史。胃镜、结肠镜未见异常，胶囊内镜示空肠可见局灶性毛细血管扩张，部分肠段可见活动性出血（图6-13）。

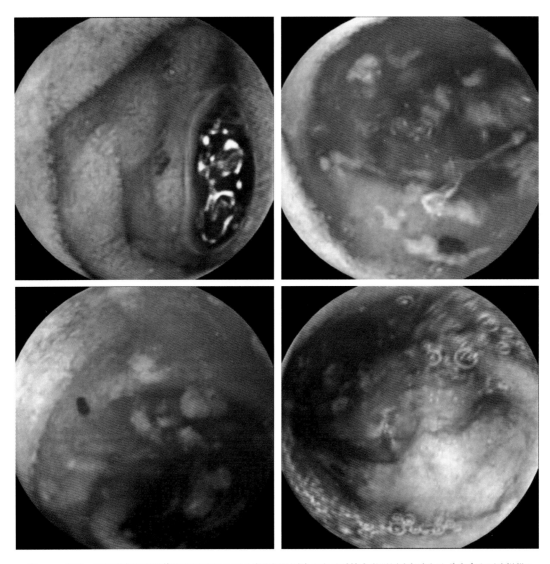

图6-13·空肠、回肠散在呈斑片状扩张的毛细血管（该病例及图片由电子科技大学附属成都市妇女儿童中心医院提供）

治疗与随访：未予以特殊治疗，家长拒绝行肺增强CT加血管重建、头颅MRI等检查了解其他重要脏器受累情况，也拒绝诊断性基因检测。目前随访中仍有间歇性便血及鼻出血。

【总结】

（1）HHT是一种少见的以反复鼻出血、皮肤黏膜毛细血管扩张、内脏器官的动静脉畸形为特征的疾病，但儿童期常因临床表现不明显而被误诊及漏诊，故患儿若出现不明原因的、反复发生的或治疗效果不佳的相关脏器受累表现，如发绀、呼吸困难、咯血、脑出血、癫痫、缺铁性贫血等，应考虑内脏血管畸形可能，仔细询问患儿鼻出血病史及家族史有助于HHT的诊断。

（2）HHT目前公认的诊断标准仍是Curaçao标准，但儿童常因缺乏鼻出血及皮肤黏膜毛细血管扩张表现而难以诊断。对疑似病例，基因检测是确诊HHT的重要手段。确诊HHT后，需评估肺、脑、肝、胃肠道有无血管畸形。胶囊内镜是评估小肠病变的主要手段。

（3）HHT尚无理想的根治方法，对症治疗根据病变部位及受累程度而异。对HHT相关消化道出血，在常规补充铁剂的同时，轻症者可考虑口服抗纤溶药物，中重度患儿可使用贝伐单抗或其他系统性抗血管生成疗法，内镜下氩离子凝固术（APC）可在内镜检查同时进行，但不鼓励重复使用。其他药物及内镜下治疗、血管栓塞治疗及手术治疗，目前尚无足够证据推荐其作为常规处理手段。

（汪志凌）

四、血管瘤

【概述】

血管瘤（hemangioma）是一种来源于血管内皮细胞的良性肿瘤，好发于皮肤及皮下组织。胃肠道血管瘤较为罕见，仅占所有胃肠道良性肿瘤的0.05%，占小肠良性肿瘤的7%～10%。它的病因及发病机制尚未完全明确，与血管新生及血管生成过程密切相关，可能是由于局部微环境的变化及内皮细胞自身转化的异常，从而导致血管内皮细胞的异常增殖。胃肠道血管瘤可发生于整个消化道，但最常见于小肠。根据受累血管的大小，胃肠道血管瘤在组织学上分为海绵状血管瘤、毛细血管瘤和混合型血管瘤；其中，海绵状血管瘤患病率最高。

【临床表现】

胃肠道血管瘤最常累及的部位是空肠、回肠，可为单发或多发血管瘤。90%的患儿有临床症状，最常见的症状是胃肠道出血和不明原因的难治性贫血，部分血管瘤可引起肠套叠、肠梗阻、肠穿孔等。患儿可表现为便血、黑便、腹痛、腹胀、呕吐、呕血、头晕、恶心、乏力等。消化道出血的严重程度取决于病变部位及血管瘤的类型。轻者为粪便隐血，严重时可引起危及生命的出血性休克；海绵状血管瘤通常表现为急性消化道出血，毛细血管瘤则更多表现为慢性或隐匿性失血。

【胶囊内镜下表现】

儿童胃肠道血管瘤是一种罕见的血管畸形，病变最常发生于小肠，在胶囊内镜及小肠镜技术出现以前，小肠血管瘤的术前诊断极其困难，几乎所有的病例都是在术中或术后确诊。有文献报道，91.9%的病例术前可通过胶囊内镜和（或）小肠镜诊断。血管瘤大体上表现为息肉样或结节状病变，可为单发也可为多发，大小呈几毫米到几十厘米不等，肉眼上呈紫红色（图6-14）、蓝色（图6-15），甚至鲜红色（图6-16），可见活动性出血（图6-17），质地柔

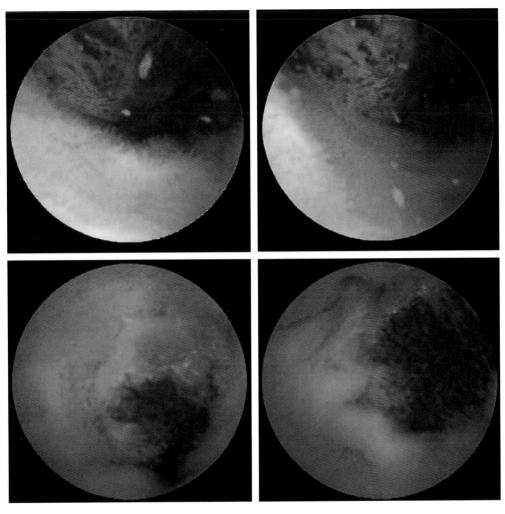

图 6-14 · 紫红色息肉样血管瘤

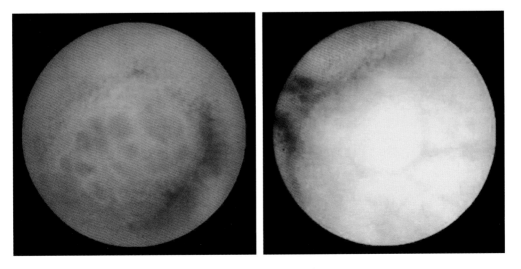

图 6-15 · 蓝色息肉样血管瘤

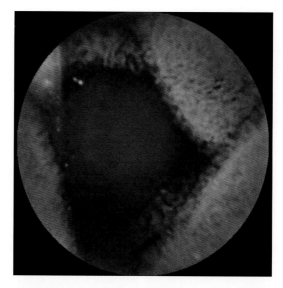

图6-16·红色息肉样血管瘤。大小约17 mm×18 mm×12 mm，质软，触之易出血

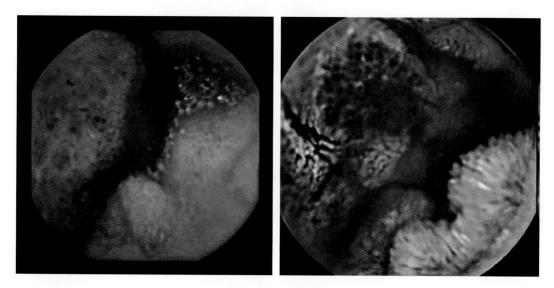

图6-17·血管瘤伴有活动性出血

软，有蒂或无蒂。

【典型病例】

简要病史：患儿，男，13岁，因"恶心、头晕1周"就诊，无呕血、便血等活动性出血表现。3岁至今反复出现严重缺铁性贫血，予以输血及补铁治疗贫血症状可稍改善，但未规律监测血红蛋白。入院后查血红蛋白66 g/L，显示小细胞低色素性贫血、缺铁性贫血。电子胃镜及结肠镜检查未见明显异常。胶囊内镜检查显示（图6-18）空肠有一个紫红色息肉样肿块，伴表面出血。

治疗与随访：予以输血、补铁及外科手术切除肿块治疗（图6-19）。术后病理（图6-20）

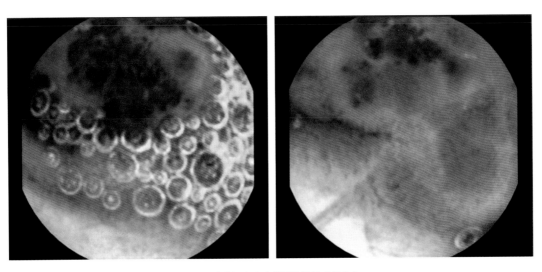

图 6-18 · 紫红色息肉样肿块伴活动性出血

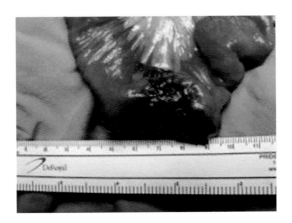

图 6-19 · 手术切除标本。大小约 4.2 cm × 5.2 cm

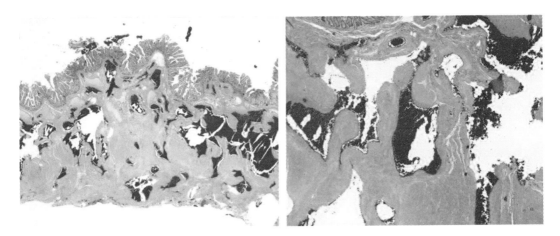

图 6-20 · 病理黏膜下层及肌层可见大量不规则扩张的血管，血管腔内充满血液或因挤压流失，形成空腔

黏膜下层及肌层可见大量不规则扩张的血管，血管腔内充满血液或因挤压流失，形成空腔；管腔内衬一层扁平的内皮细胞，提示为海绵状血管瘤。术后3年的随访中，未再出现贫血。

【总结】

（1）尽管胃肠道血管瘤较为罕见，但对于不明原因的消化道出血及难治性缺铁性贫血的患儿，应把血管瘤纳入鉴别诊断。

（2）胶囊内镜检查是诊断胃肠道血管瘤的重要方法，可通过特征性的内镜下表现直接诊断血管瘤，从而减少更多不必要的检查，延误治疗。

（3）目前手术切除是胃肠道血管瘤的主要治疗方法。随着内镜微创技术的发展，内镜下黏膜切除、氩等离子凝固术、硬化治疗等治疗方法得到了越来越多的应用。但内镜下治疗存在出血、穿孔的风险，它更适合于病变相对较小的血管瘤。因此，我们要根据不同的患儿选择个性化治疗方案。

（代东伶）

五、蓝色橡皮疱痣综合征

【概述】

蓝色橡皮疱痣综合征（blue rubber bleb nevus syndrome, BRBNS）是一类涉及多器官多系统的以多发性血管畸形为主要病变的疾病，常于出生时或儿童期起病，典型临床表现为皮肤浅表部位多发蓝色橡皮样肿物及胃肠道反复出血引起的继发性贫血。该病临床较罕见，目前全世界仅报道约350例，患病率约为1/14 000，男女发病比例约为1：1，约55%发生在18岁内，最高诊断年龄为89岁。George Gaskoin在1818年首次发现该病，后由Gascoyen在1860年首次报道，病因尚不明确，本质是多灶性静脉畸形，多数为散发，个别有家族史，呈常染色显性遗传，与9号染色体短臂点突变，也有研究报道可能与编码TIE2（血管生成素的内皮细胞酪氨酸激酶受体）的TEK（促血管生成素受体）体细胞嵌合突变相关。

【临床表现】

约94.8%的患儿会有皮肤病变，典型表现为柔软、易出血、易压缩、压迫后再灌注的蓝色、蓝紫色、深蓝色皮疹，常突出皮肤表面（也可表现为蓝色痣），多分布于四肢、躯干、头面、外阴，49.4%生后不久即出现皮疹，且有随年龄增长而增大增多的趋势，甚至可蔓延至皮下组织包括肌肉、骨和关节。

部分皮疹不典型或数量少，致使患儿极少数就医或就医时不考虑该病，多因长大后出现贫血或反复消化道出血才确诊该病。约77.2%的患儿会累及消化道，65.8%在儿童期起病，多表现为少量间歇性、复发的消化道出血或者隐性失血（缺铁性贫血），急性大出血少，可并发肠破裂、肠扭转、肠套叠等。

此外，该病也易累及其他系统，如肝、脾、甲状腺、眼睛、生殖器、中枢神经系统（引发脑出血、癫痫）、呼吸系统（表现为吞咽困难、慢性咳嗽、咯血）、泌尿系统（血尿）等。

【胶囊内镜下表现】

　　胶囊内镜对诊断BRBNS有非常重要的价值，尤其是对于那些不明原因贫血或便血且胃肠镜结果均阴性的患儿，可以提高诊断率。BRBNS可累及全消化道，以小肠最常见，在胶囊内镜下主要表现为散在或者局限分布的血管瘤样病变（血管畸形），形态大小数量均不一，大者可明显突出肠腔内，形如球状或树莓（图6-21、图6-22），小者局限于黏膜内，呈斑块状（图6-23），颜色多呈蓝色、蓝紫色或红紫色，部分可伴随活动性出血（图6-24）。

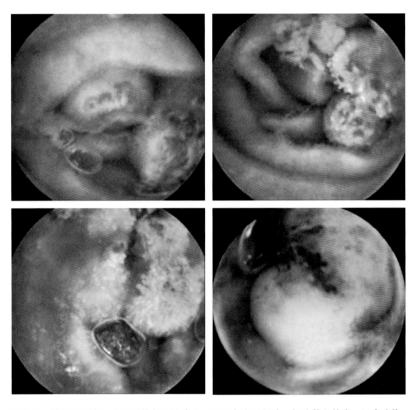

图6-21 · 蓝色血管瘤。隆起型蓝色血管畸形，明显突出于肠腔，部分体积较大，呈半球状，占据肠腔的1/2以上，部分表面绒毛粗糙，见白色粟米样改变

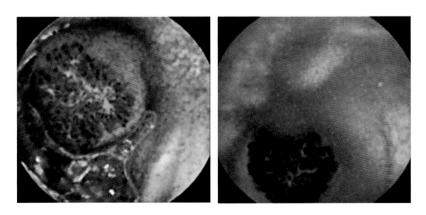

图6-22 · 蓝色血管瘤。蓝色、蓝紫色血管畸形，呈树莓样

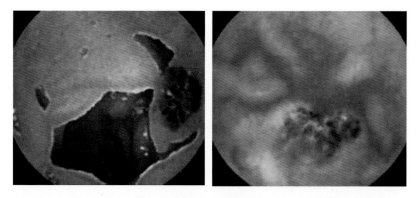

图6-22（续）·蓝色血管瘤。蓝色、蓝紫色血管畸形，呈树莓样

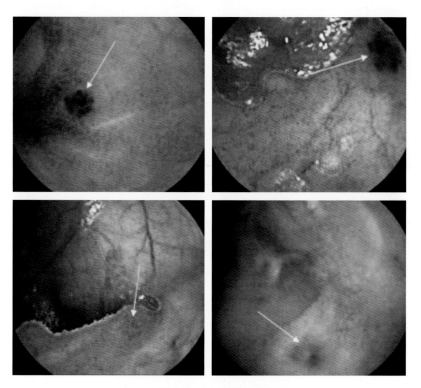

图6-23·蓝色血管瘤。蓝紫色、红紫色血管斑块状改变，局限于肠黏膜内

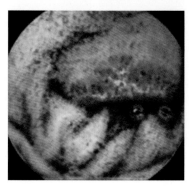

图6-24·蓝色血管瘤伴有活动性出血

【典型病例】

简要病史：患儿，男，13岁。1岁时因"发现左手环指肿块近1年"住院，查血常规提示血红蛋白95 g/L，予以局部肿块切除，术后病理为脉管瘤。半年后患儿面部、四肢、躯干出现散在蓝色结节，按压软，如橡皮感，大小不一（图6-25），部分有压痛；伴黑便，动态随访血红蛋白最低至30.2 g/L，粪便隐血阳性。胃镜示胃、十二指肠多发红色、蓝紫色血管瘤样改变（最大1 cm×1 cm）；肠镜示直肠、结肠、末端回肠多发蓝紫色血管瘤样改变（最大2 cm×2 cm）（图6-26）；胶囊内镜提示全小肠可见多处蓝色血管瘤样改变（图6-27），且合并多器官受累（肝、甲状腺、右眼球、肌肉）（图6-28）。

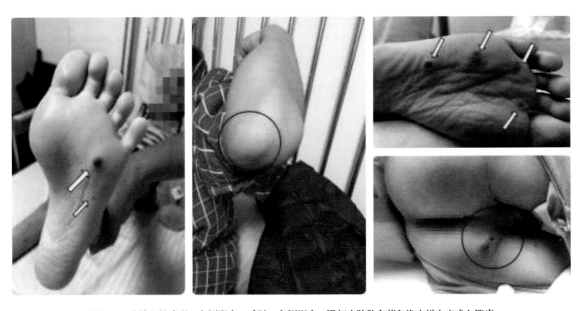

图6-25·皮肤血管畸形。左侧脚底、手肘、右侧脚底、臀部皮肤散在蓝色橡皮样皮疹或血管痣

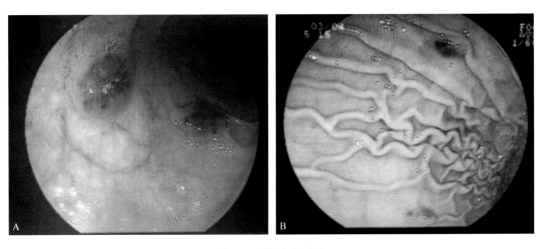

图6-26·胃肠镜下血管瘤

A、B.十二指肠球部、胃体可见红色、蓝紫色血管畸形；C、D.结肠散在分布的暗紫色血管畸形

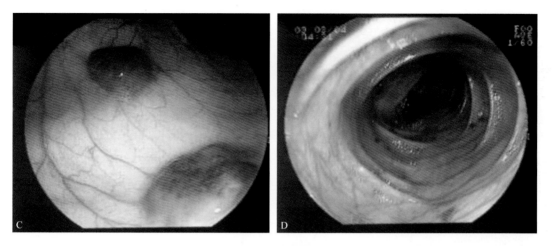

图6-26（续）·胃肠镜下血管瘤

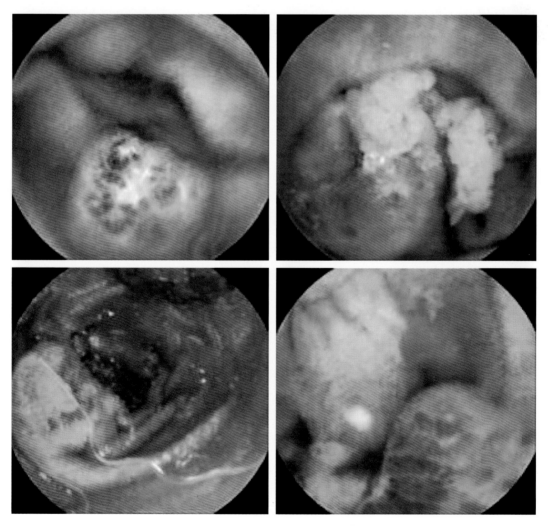

图6-27·胶囊内镜下隆起型蓝色血管瘤

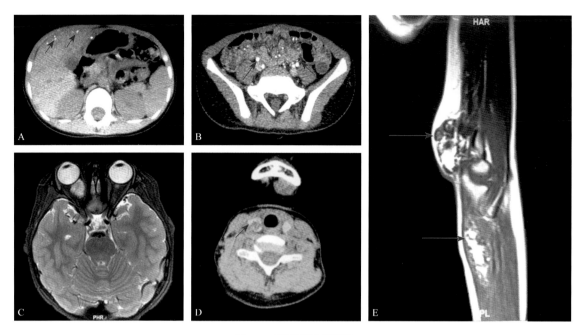

图6-28·其他脏器血管畸形

A、B. 腹部增强CT示肝脏多发实质性占位，肠壁可见多发高密度圆形占位；C. 右眼MRI示右眼球后间隙肌锥内肿块；D. 颈部增强CT示甲状腺多发异常密度影；E. 左手肘MRI示多发性皮下、肌间隔肿块，最大直径为3 cm

治疗与随访：予以补铁、输血、西罗莫司等内科对症及手术切除血管瘤（图6-29）等外科治疗，目前已随访10年，临床症状有改善但不稳定（血红蛋白波动在36.2 ～ 120 g/L）。

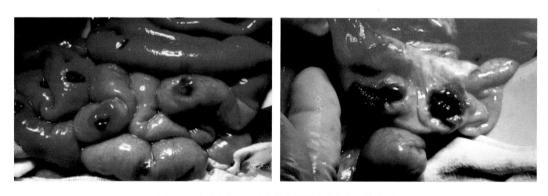

图6-29·术中血管瘤。术中见小肠散在暗红色血管畸形

【总结】

（1）BRBNS是一种罕见的以皮肤和胃肠道多发性静脉畸形为特征的疾病，易累及多器官，常因病初皮疹及症状不明显易被误诊及漏诊，致使出现较为严重的贫血或胃肠镜发现血管瘤样改变才能确诊，故凡有特殊皮肤表现如蓝色斑或不明原因消化道出血者均应想到本病。

（2）胶囊内镜在诊断不明原因消化道出血中有重要的诊断意义，可以解决小肠检查中的盲区问题，无创且方便，适用于儿童，有助于提高该病的诊断率。

（3）目前该病尚无理想的根治方法，主要是对症治疗，但不管是药物还是手术治疗，均有较高的复发率，治疗上需根据患儿病变的部位、范围及病情选择个性化、多学科治疗方案。

（夏海娇　王玉环）

参考文献

［1］吴婕，薛爱娟，唐子斐，等. 胶囊内镜在以便血为主诉的小肠疾病患儿中的应用价值［J］. 中国当代儿科杂志，2020，22（9）：1007-1010.

［2］中华医学会整形外科分会血管瘤和脉管畸形学组. 血管瘤和脉管畸形的诊断及治疗指南(2019版)［J］. 组织工程与重建外科杂志，2019，15（5）：277-317.

［3］Aron J, Couturier A, Sinayoko L, et al. An unusual cause of gastrointestinal bleeding in a hemodialysis patient［J］. Hemodial Int, 2018, 22(4): E60-E62.

［4］Carlos-Augusto-Real M, Murilo - RR, Daniela-Tiemi S, et al. Blue rubber bleb nevus syndrome as a cause of lower digestive bleeding［J］. Case Reports in Surgery, 2014, 2014(2): 1-4.

［5］Faughnan ME, Mager JJ, Hetts SW, et al. Second International Guidelines for the Diagnosis and Management of Hereditary Hemorrhagic Telangiectasia［J］. Ann Intern Med, 2020, 173(12): 989-1001.

［6］Faughnan ME, Mager JJ, Hetts SW, et al. Second International Guidelines for the Diagnosis and Management of Hereditary Hemorrhagic Telangiectasia［J］. Ann Intern Med, 2021, 174(7): 1035-1036.

［7］Floria M, Năfureanu ED, Iov DE, et al. Hereditary hemorrhagic telangiectasia and arterio-venous malformations-from diagnosis to therapeutic challenges［J］. J Clin Med, 2022, 11(9), 2634.

［8］Fu JX, Zou YN, Han ZH, et al. Small bowel racemose hemangioma complicated with obstruction and chronic anemia: A case report and review of literature［J］. World J Gastroenterol, 2020, 26(14): 1674-1682.

［9］Gerson LB, Fidler JL, Cave DR, et al. ACG clinical guideline: diagnosis and management of small bowel bleeding［J］. Am J Gastroenterol, 2015, 110(9): 1265-1287.

［10］Kameda N, Higuchi K, Shiba M, et al. A prospective, single blind trial comparing wireless capsule endoscopy and double balloon enteroscopy in patients with obscure gastrointestinal bleeding［J］. J Gastroenterol, 2008, 43(6): 434-440.

［11］Krstic SN, Martinov JB, Sokic-Milutinovic AD, et al. Capsule endoscopy is useful diagnostic tool for diagnosing Meckel's diverticulum［J］. Eur J Gastroenterol Hepatol, 2016, 28(6): 702-707.

［12］Leenhardt R, Li C, Koulaouzidis A, et al. Nomenclature and semantic description of vascular lesions in small bowel capsule endoscopy: an international Delphi consensus statement［J］. Endosc Int Open, 2019, 7(3): E372-E379.

［13］Pan Y, Zhang L, Duan M, et al. Blue rubber bleb nevus syndrome: a possible cause for growth retardation and pubertal delay［J］. Med Princ Pract, 2019, 28(3): 294-296.

［14］Sakai E, Ohata K, Nakajima A, et al. Diagnosis and therapeutic strategies for small bowel vascular lesions［J］. World J Gastroenterol, 2019, 25(22): 2720-2733.

［15］Shovlin CL, Guttmacher AE, Buscarini E, et al. Diagnostic criteria for hereditary hemorrhagic telangiectasia(Rendu-Osler-Weber syndrome)［J］. Am J Med Genet, 2000, 91(1): 66-67.

［16］Soblet J, Kangas J, Natynki M, et al. Blue rubber bleb nevus (BRBN) syndrome is caused by somatic TEK (TIE2) Mutations［J］. J Invest Dermatol, 2017, 137(1): 207-216.

［17］Takase N, Fukui K, Tani T, et al. Preoperative detection and localization of small bowel hemangioma: Two case reports［J］. World J Gastroenterol, 2017, 23(20): 3752-3757.

［18］Toro WAO, Begoña CR, Iglesias PC, et al. Haemangiomas of the small intestine: poorly known cause of gastrointestinal bleeding of uncertain origin［J］. Cureus, 2018, 10(8): e3155.

［19］Wu J, Huang ZH, Wang YH, et al. Clinical features of capsule endoscopy in 825 children: a single-center, retrospective cohort study［J］. Medicine (Baltimore), 2020, 99(43): e22864.

［20］Wu J, Huang ZH, Wu H, et al. The diagnostic value of video capsule endoscopy for Meckel's diverticulum in children［J］. Rev Esp Enferm Dig, 2020, 112(6): 429-433.

［21］Yang YH, Jia DM, Jiang C. Multiple intestinal hemangioma concurrent with low-grade appendiceal mucinous neoplasm presenting as intussusception-a case report and literature review［J］. World J Surg Oncol, 2022, 20(1): 44.

［22］Yeo-Min C, Steen C, James J. Blue rubber bleb nevus syndrome: a rare cause of abdominal pain［J］. ANZ journal of surgery, 2020, 90(4): 619-621.

第七章

小肠息肉

一、波伊茨-耶格综合征

【概述】

波伊茨-耶格综合征（Peutz-Jeghers syndrome, PJS，又称黑斑息肉综合征）是一种少见的常染色体显性遗传性疾病，患病率为 1/200 000 ～ 1/50 000，其突出特征是胃肠道多发息肉，皮肤黏膜色素沉着斑和家族遗传倾向。PJS 是常染色体显性遗传病，基因分析发现 *STK11* 基因突变是 PJS 的主要致病因素。*STK11* 编码一种高度保守且广泛表达的丝氨酸/苏氨酸激酶，该蛋白酶在能量代谢、细胞增殖及凋亡过程中发挥重要作用。体外研究发现，*STK11* 过量表达可使肿瘤细胞阻滞于 G_1 期，从而抑制肿瘤细胞增长，因此 PJS 患儿由于 *STK11* 基因变异导致其编码的蛋白质功能丧失从而使癌变风险明显增高，可引起胃肠道内外如胆囊、胰腺等部位的癌变。

【临床表现】

PJS 患儿一般具有三个临床特征：① 具有家族遗传性；② 特定部位的皮肤、黏膜黑色素斑；③ 胃肠道多发性息肉，息肉组织学表现为以良性的腺样错构瘤为主，也有增生性息肉，有些息肉显示为恶性病变。

临床上约只有 50% 的 PJS 患儿可追溯到家族史；皮肤黏膜色素沉着以口腔及口唇黏膜黑斑最常见，其他部位包括手掌足底、面部、颈前、鼻部、肛门周围、会阴部、前臂、前胸、眼眶、舌尖；息肉在全胃肠道分布，并具有多发性，大小不等，息肉数量可多达上百枚。黑斑一般在幼年即可出现，少数病例可无黑斑出现。息肉最好发于空肠，其次为回肠、十二指肠、结直肠和胃，发生于食管的病例罕见，少数病例息肉也可发生于消化道外，如膀胱、肾盂、子宫、鼻腔等部位。

临床表现与息肉发生部位有关，结肠和直肠息肉常表现为血便，小肠息肉常表现为肠套叠、肠梗阻等症状。患儿多因息肉导致的并发症就诊，如肠套叠、肠扭转、肠梗阻、胃肠道出血等，其中以小肠套叠最常见，确诊依靠手术切除标本后的病理诊断。此类患儿罹患肿瘤风险是正常人的 10 ～ 18 倍，其中以消化系统和妇科相关肿瘤最常见。

【胶囊内镜下表现】

胶囊内镜对诊断 PJS 有非常重要的价值，可以提高诊断率。PJS 可累及全消化道，以小肠最常见，在胶囊内镜下主要表现为散在或局限分布息肉，形态大小数量均不一，大者可明显突出肠腔内。形态上常规分为：无蒂型（又称广基）、亚蒂型、有蒂型息肉（图 7-1）。

【典型病例】

简要病史：患儿，男，5 岁，主因发现口唇黑斑 4 年入院，病初仅口唇黑斑，针尖大小，3 ～ 4 个，黑斑逐渐增多，以口唇、口腔黏膜、牙龈、手指远端为著（图 7-2），偶诉腹痛，无呕吐、便血。胃肠道超声：胃及十二指肠多发低回声结节（考虑：息肉？）（图 7-3）。胃镜：胃十二指肠多发有蒂分叶息肉（最大 2.0 cm × 3.0 cm）（图 7-4）。结肠镜：末段回肠及降结肠有蒂息肉（最大 0.5 cm × 0.6 cm）（图 7-5）。胶囊内镜：小肠多发息肉，约空肠下段近空-回肠交界处见多发有蒂型、亚蒂型、无蒂型息肉（最大 2.0 cm × 2.5 cm）（图 7-6），进一

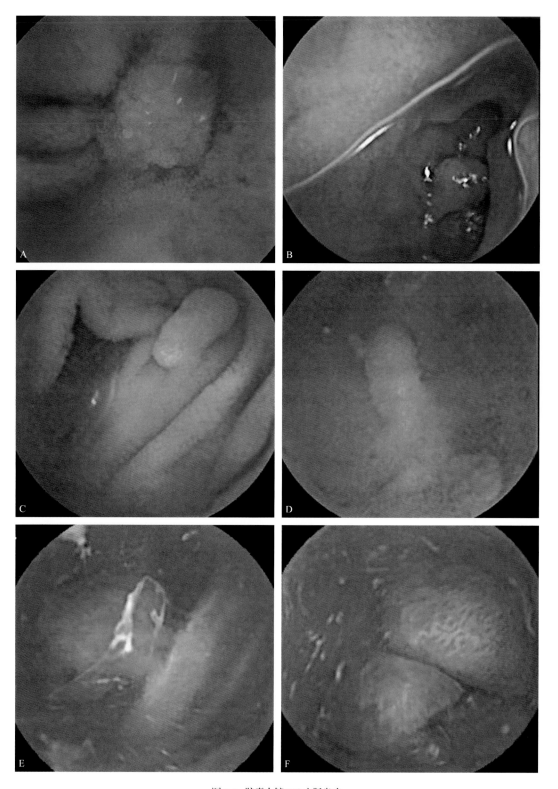

图7-1 · 胶囊内镜PJS小肠息肉

A ～ D.空肠无蒂型或亚蒂型息肉，形态各异；E.空肠有蒂椭圆形息肉；F.亚蒂型多头息肉

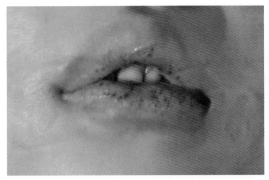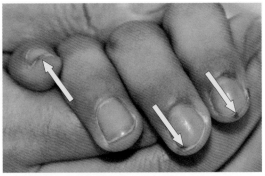

图7-2 · 口唇及手指色素沉着

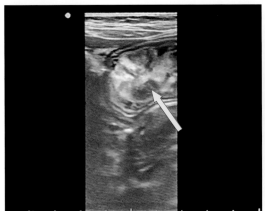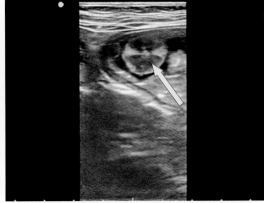

图7-3 · 胃肠道超声。胃内多发低回声结节

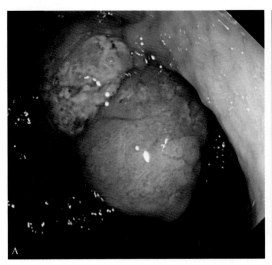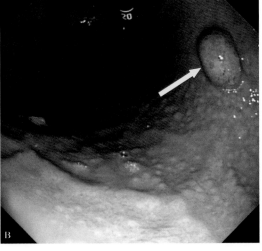

图7-4 · 胃镜下息肉

A、B.胃镜下胃窦、胃体多发有蒂息肉，表面糜烂；C、D.十二指肠球部及乳头旁可见有蒂型息肉

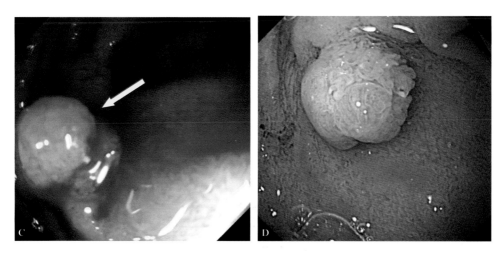

图7-4（续）· 胃镜下息肉

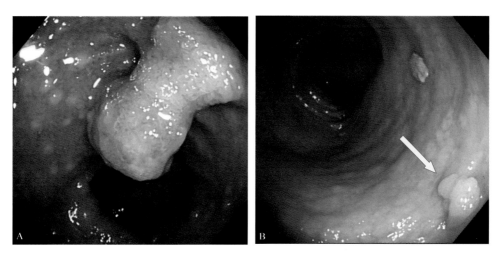

图7-5 · 肠镜下息肉

A. 末端回肠有蒂型息肉（0.5 cm×0.6 cm）；B. 降结肠亚蒂型息肉（0.3 cm×0.3 cm）

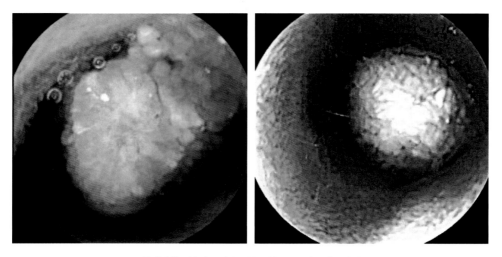

图7-6 · 胶囊内镜下息肉。空肠下段近空-回肠交界处多发息肉

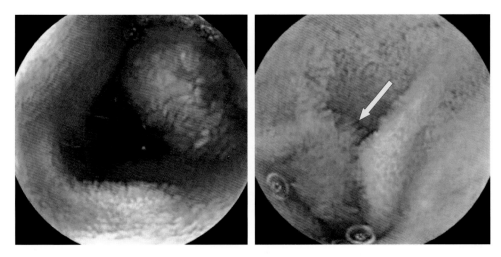

图7-6（续）·胶囊内镜下息肉。空肠下段近空-回肠交界处多发息肉

步行小肠镜检查并行内镜下息肉切除术（图7-7）。病理：间质内可见排列紊乱、分支状的平滑肌组织（图7-8）。

治疗与随访：予以内镜下息肉切除，目前随访半年，患儿无腹痛，粪便正常。

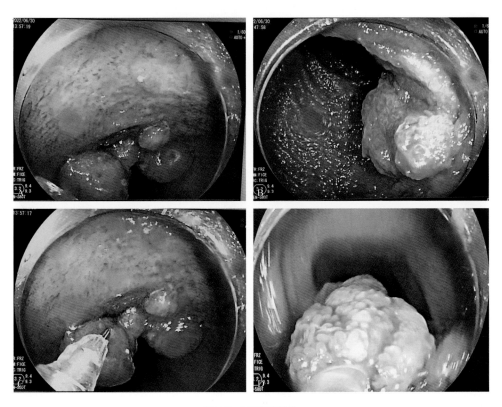

图7-7·小肠镜下息肉

A、B. 小肠内多发有蒂型息肉；C、D. 小肠镜下息肉切除

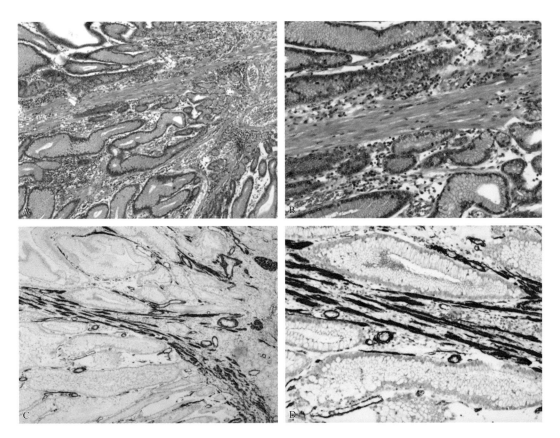

图7-8·息肉病理

A. HE（×40）：错构瘤样息肉；B. HE（×100）：错构瘤样息肉；C、D. SMA免疫组化染色显示平滑肌束呈分支状，排列紊乱

【总结】

（1）PJS是一种临床罕见病，皮肤黏膜黑斑是早期识别的重要特征，消化道息肉是产生临床症状或发生恶变的潜在风险，息肉呈多部位多发分布，形态以亚蒂型或有蒂型为主。

（2）胶囊内镜在诊断PJS有重要的诊断意义，可以解决小肠检查中盲区问题，无创且方便，适用于儿童，有助于提高该病诊断率。

（3）目前该病尚无理想的根治方法，主要是对症治疗，但不管是内镜下还是手术治疗，均有较高的复发率，治疗上需根据患儿病变的部位、范围及病情选择个性化、多学科治疗方案。早期诊断、全程随访、在肿瘤恶变发生前进行预防性手术或内镜干预可以显著减少紧急手术和短肠综合征的发生，改善患儿预后。

（程丽娟　李桂桂　赵瑞芹）

二、家族性腺瘤性息肉病

【概述】

家族性腺瘤性息肉病（familial adenomatous polyposis, FAP）是一种常染色体显性遗传性疾病，以结肠、直肠多发性腺瘤性息肉为特征。该病好发于青年，一般15～25岁青春期开始出现临床症状，30岁左右最明显。如果不及时处理，非常容易演变成结肠癌。在美国，FAP的估计患病率为1/18 000 ～ 1/8 000，占所有结直肠癌的不到1%。

FAP由结肠腺瘤性息肉病APC基因突变造成，该基因位于5q21-22，属抑癌基因，突变方式繁多。超过80%的FAP患儿可检测到突变的APC基因，但约20%的患儿运用现有的基因检测技术未能发现APC基因的突变。

【临床表现】

FAP常见的表现是结肠息肉，成百上千枚，生长在结肠内。大多数儿童时期即出现息肉，到青春期时多因息肉增大和数量增多，引起结直肠出血甚至贫血、排便习惯改变、便秘、腹泻、腹痛、可触及的腹部肿块、体重减轻等症状。

70%以上的患儿伴有肠外表现，如先天性视网膜上皮细胞肥大、骨髓和牙齿畸形、十二指肠腺瘤、胃底腺息肉、胃窦部腺瘤、表皮样囊肿及脂肪瘤、硬纤维瘤、其他恶性肿瘤（如甲状腺癌、肝母细胞瘤）等。

【胶囊内镜下表现】

胶囊内镜对诊断FAP有非常重要的价值，尤其是对于那些不明原因贫血或便血患儿，可以发现小肠息肉的数量、大小及分布情况。胶囊内镜可见单个或多个息肉，多有蒂，表面光滑或有糜烂渗血（图7-9）。

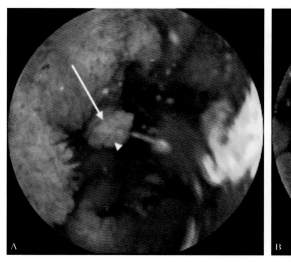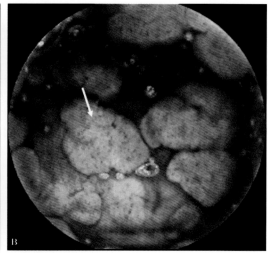

图7-9·**FAP息肉，息肉突出肠腔（白色箭头）**
A. 小肠息肉；B. 结肠息肉

【典型病例】

· 简要病史：患儿，男，15岁，14岁时查血常规血红蛋白78.4 g/L，粪便隐血阳性，补铁等治疗效果不佳。胃镜：胃底、胃体可见散在0.2 ～ 0.3 cm大小圆形息肉。肠镜（图7-10）：从直肠至回盲部见散在密集息肉样隆起，0.3 ～ 0.5 cm，圆形、椭圆形或不规则形。全外显子测序APC基因第6外显子存在c.4132C > T（p.Q1378X）突变，为新发突变。

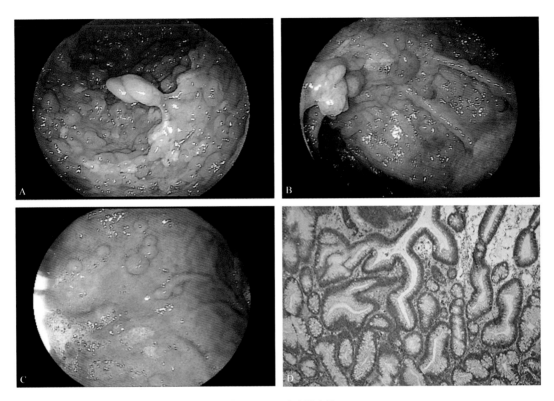

图7-10 · FAP息肉及病理

A、B.结肠弥漫性息肉，部分带蒂；C.胃体多发息肉；D.病理（×40）腺瘤样改变的息肉

　　治疗与随访：该病目前尚无有效治疗方法，FDA建议使用塞来昔布作为家族性腺瘤性息肉病患儿的辅助治疗，以减少结直肠息肉的数量。本病极易癌变，所以需要每年定期复查内镜，行内镜下息肉切除。目前患儿无腹痛、贫血症状，偶有粪便隐血阳性。

【总结】

（1）FAP以结肠、直肠多发性腺瘤性息肉为特征。

（2）结肠腺瘤性息肉病是*APC*基因突变造成，该基因位于5q21-22。

（3）胶囊内镜对评估FAP息肉小肠分布特点、大小及数量有重要价值。

（4）目前该病尚无理想的根治方法，主要是对症治疗，以内镜摘除及手术治疗为主。

（黄志恒）

三、幼年性息肉病综合征

【概述】

　　幼年性息肉病综合征（juvenile polyposis syndrome, JPS）是一种常染色体显性遗传病，表现为遍布胃肠道的多发性错构瘤性息肉。JPS患儿发生结直肠癌和胃癌的风险增加。与JPS相比，散发型结肠幼年性息肉在10岁以下儿童中的发生率高达2%，常为孤立病变，癌变风险没有增加。

JPS较为罕见，估计患病率为1/100 000。JPS是一种不完全外显的常染色体显性遗传病。JPS由*SMAD4*或骨形成蛋白1A型受体（*BMPR1A*）基因的种系突变导致，*SMAD4*位于染色体18q21.1上，*BMPR1A*位于染色体10q22–23上，编码丝/苏氨酸激酶受体蛋白。这些基因与转化生长因子β信号通路有关。在40%～60%的JPS患儿中发现了*SMAD4*或*BMPR1A*突变。75%的患儿有幼年性息肉病家族史，但约25%的患儿为新发突变。

【临床表现】

直肠出血是最常见的症状。有90%的患儿由于胃肠道息肉而出血或发生贫血。其他症状包括肠套叠梗阻引起的腹痛、蛋白丢失性肠病引起的腹泻，以及直肠息肉脱垂。

JPS的临床诊断是基于患儿符合以下至少一种标准且不存在其他错构瘤性息肉病综合征的临床表现：结直肠内有5个或以上幼年性息肉；胃肠道的其他部位有多个幼年性息肉；不论幼年性息肉数目多少，有幼年性息肉家族史。

· 基因检测：符合JPS临床诊断标准的个体应接受基因检测，以判断是否存在*BMPR1A*和*SMAD4*的种系突变。

· 肠外伴随疾病：*SMAD4*突变所致JPS也可能并发遗传性出血性毛细血管扩张症，最常见的临床表现是皮肤和颊黏膜的毛细血管扩张、鼻出血和胃肠道毛细血管扩张引起的缺铁性贫血；肺、肝、脑动静脉畸形和其他罕见的动静脉畸形。

【胶囊内镜下表现】

胶囊内镜对诊断JPS有非常重要的价值，尤其是对于那些不明原因腹痛、贫血或便血患者，可以发现小肠息肉的数量、大小及分布情况（图7-11）。

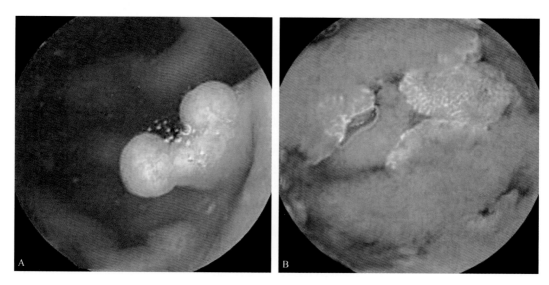

图7-11 · JPS胶囊内镜下多发息肉
A. 胃内；B. 小肠内（该图片由河北省儿童医院消化科提供）

【典型病例】

· 简要病史：患儿，男，6岁，以"粪便带血1年"入院。贫血貌。胃镜未见息肉，肠镜

（图7-12A）：结肠多发息肉，病理可见错构瘤息肉，瘤内较多囊腔（图7-12B）。基因检测：
*SMAD4*基因编码区11号外显子c.1586_1587dupA（p.L529LfsX9）。

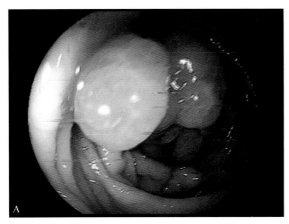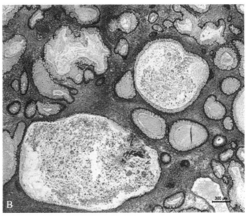

图7-12·**A. JPS结肠息肉；B. 病理（×40）错构瘤息肉**

治疗与随访：患儿每年定期随访胃肠镜，摘除肠息肉。

【**总结**】

（1）JPS是一种常染色体显性遗传病，表现为遍布胃肠道的多发性错构瘤性息肉。JPS主要与*BMPR1A*和*SMAD4*基因的种系突变有关，前者位于染色体10q22-23上，后者位于染色体18q21.1上。

（2）胶囊内镜对JPS的全面评估有非常重要的价值，可以用于小肠JPS息肉大小、位置及数量的评估。

（3）目前该病尚无理想的根治方法，主要是对症治疗，以内镜息肉摘除及手术治疗为主。

（黄志恒）

参考文献

［1］Anele CC, Xiang J, Martin I, et al. Polyp progression in paediatric patients with familial adenomatous polyposis: a single-centre experience［J］. J Pediatr Gastroenterol Nutr, 2020, 71(5): 612-616.

［2］Cohen S, Gorodnichenco A, Weiss B, et al. Polyposis syndromes in children and adolescents: a case series data analysis［J］. Eur J Gastroenterol Hepatol, 2014, 26(9): 972-977.

［3］Cohen S, Hyer W, Mas E, et al. Management of juvenile polyposis syndrome in children and adolescents: A position paper from the ESPGHAN polyposis working group［J］. J Pediatr Gastroenterol Nutr, 2019, 68(3): 453-462.

［4］Hyer W, Cohen S, Attard T, et al. Management of Familial Adenomatous Polyposis in Children and Adolescents: Position Paper From the ESPGHAN Polyposis Working Group. J Pediatr Gastroenterol Nutr, 2019, 68(3): 428-441.

［5］Jelsig AM, Niels Qvist, Klaus B, et al. Hamartomatous polyposis syndromes: a review［J］. Orphanet J Rare Dis, 2014, 9: 101.

［6］Michael J Hall. Updates in chemoprevention research for hereditary gastrointestinal and polyposis syndromes［J］. Curr Treat Options Gastroenterol, 2021, 19(1): 30-46.

［7］Monahan KJ, Bradshaw N, Dolwani S, et al. Guidelines for the management of hereditary colorectal cancer from the British Society of Gastroenterology (BSG)/Association of Coloproctology of Great Britain and Ireland (ACPGBI)/United Kingdom Cancer Genetics Group (UKCGG)［J］. Gut, 2020, 69 (3): 411-444.

［8］Sado T, Nakayama Y, Kato S, et al. Extremely young case of small bowel intussusception due to Peutz-Jeghers syndrome with nonsense mutation of STK11［J］. Clin J Gastroenterol, 2019, 12(5): 429–433.

［9］ Sandru F, Petca A, Dumitrascu MC, et al. Peutz-Jeghers syndrome: Skin manifestations and endocrine anomalies［J］. Exp Ther Med, 2021, 22(6): 1387.

［10］ Sengupta S, Bose S. Peutz-Jeghers Syndrome［J］. N Engl J Med, 2019, 380(5): 472.

［11］ Wagner A, Aretz S, Auranen A, et al. The management of peutz-jeghers syndrome: European hereditary tumour group (EHTG) guideline［J］. J Clin Med, 2021, 10(3): 473.

第八章

小肠淋巴瘤

【概述】

小肠淋巴瘤分为原发性胃肠道淋巴瘤（primary gastrointestinal lymphomas, PGIL）和继发性小肠淋巴瘤。原发性胃肠道淋巴瘤是一组起源于胃肠道黏膜下层淋巴组织的恶性肿瘤，好发于胃和小肠，中老年常见，儿童少见。继发性小肠淋巴瘤则是全身淋巴瘤的一部分。PGIL是非霍奇金淋巴瘤最常见的结外形式，占所有结外非霍奇金淋巴瘤的30%～40%；儿童PGIL大多数为非霍奇金淋巴瘤（80%）且以B细胞源性为主，好发年龄为6～10岁，男性患病率高于女性，以小肠常见且多位于回盲部。小肠淋巴瘤临床表现往往不具有典型特征性，早期及术前准确诊断较为困难，往往延误诊治，影响其临床治疗方案的确定，从而越来越引起临床重视。

【临床表现】

小肠淋巴瘤临床主要表现为腹痛、恶心、呕吐、腹部包块、肠梗阻、消化道出血等，腹痛为局部痉挛性疼痛，疼痛部位可因肿瘤所在肠段而异，多为脐周和下腹部痛，出现阵发性腹痛应注意可能是肠梗阻，急性持续性腹痛者应考虑肠穿孔可能；部分患儿合并腹水，多为乳糜性，多见于肠系膜广泛浸润或腹膜后肿瘤浸润者；消化道出血多呈间歇性黑便、慢性贫血；弥漫性小肠淋巴瘤可有明显的肠吸收不良、低蛋白血症、体重下降，以及水、电解质紊乱等全身代谢紊乱症状。症状缺乏特异性，也缺少特异性实验室检查，其诊断主要赖于内镜活检和术后病理。儿童PGIL的临床特点与成人不同，多为典型中度到高度恶性的肿瘤，以腹痛最常见，而发热少见；临床具有起病急、肿瘤增长迅速、侵袭性强、有全身广泛播散倾向、预后差等特点。

【胶囊内镜下表现】

小肠淋巴瘤内镜下形态目前无统一的诊断标准，内镜下表现包括4种形态，即结节/息肉样增生型、溃疡型、隆起肿块型和弥漫浸润型。结节/息肉样增生型指单发或多发息肉样或结节样增生，表面可伴糜烂。溃疡型分为2种：① 单发溃疡型，表现为溃疡深大，表面污秽，周围堤样隆起，呈恶性表现；② 多发溃疡型，表现为跳跃性分布的浅小溃疡（图8-1）。肿块型多为黏膜或黏膜下肿物，表面可有糜烂和浅溃疡（图8-2）。弥漫浸润型表现为病变部位管壁僵硬、蠕动差，肠腔狭窄，表面可伴糜烂和浅溃疡。同时有以上2种表现者为混合型。

【典型病例】

• 简要病史：患儿，男，2岁，因"发热7天，腹泻6天"入院。体温最高40.5℃，解黄色稀水便5～6次/日，含少许黏液，无血，伴腹部不适。既往史、个人史、家族史均无特殊。粪便常规：白细胞3/高倍镜，红细胞少许/高倍镜。CRP 81.5 mg/L，ESR 86 mm/h，铁蛋白52 300 μg/L。腹部超声：结肠及部分回肠肠管壁增厚。腹部CT：腹腔肠管肠壁增厚，密度不均匀，右腹部为著，局部肠壁密度减低，肠管周围、肝脾下缘及盆腔影内见液性密度影。骨髓细胞学检查可见吞噬血细胞的组织细胞。胃镜：胃体黏膜充血、水肿伴局灶性隆起，十二指肠球部、降部、水平部、空肠上段黏膜充血、水肿、多发溃疡，表面覆白苔（图8-3A、B）。胶囊内镜：十二指肠、小肠多发溃疡（图8-3C）。结肠镜：结肠黏膜局灶性隆起伴充血

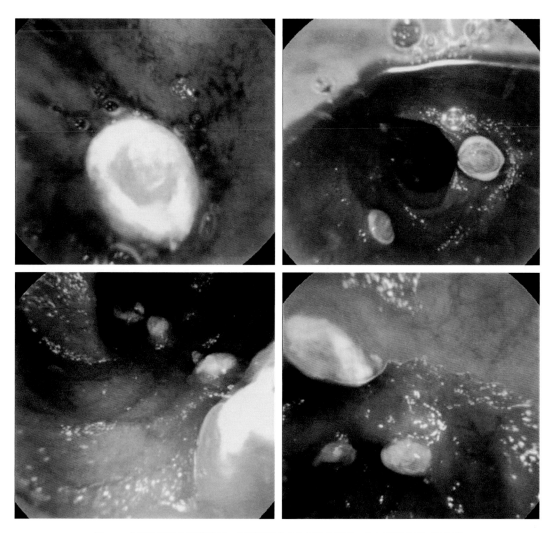

图8-1·**多发溃疡型小肠淋巴瘤。小肠跳跃式分布的浅小溃疡，突起黏膜表面，覆白苔**

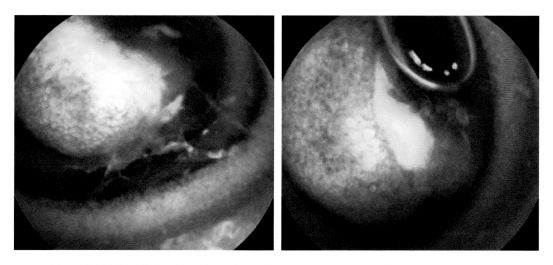

图8-2·**隆起肿块型小肠淋巴瘤。肠腔见一隆起型肿块，表面溃疡**（该图片由复旦大学附属儿科医院提供）

水肿（图8-3D）。黏膜病理：回肠末端、回盲部见片状分布的异型大淋巴细胞；胃体、十二指肠球部、降部、十二指肠水平部、空肠、升结肠、横结肠、乙状结肠、直肠肿瘤细胞弥漫片状分布，异形性明显（图8-4A）。免疫组化：回盲部CD3（＋），CD7（＋），CD8（＋），Bcl-2（±），C-MYC（＋）部分，Mum-1（＋），CD43（＋），GRB（＋），TIA-1（＋），CD20（－），CD99（－），Ki-67（＋）90%；考虑为细胞毒性T细胞淋巴瘤（图8-4B、C）。

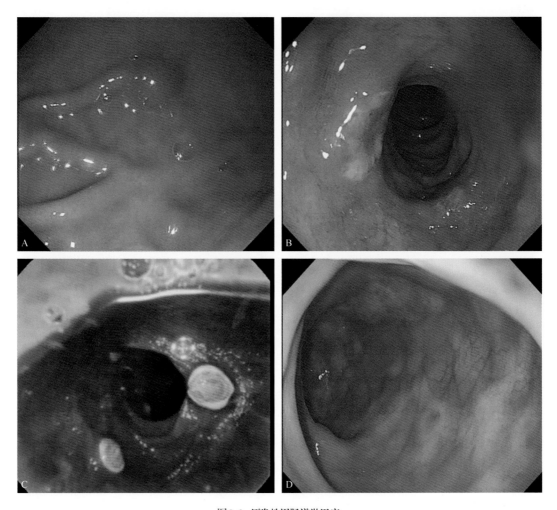

图8-3 · 原发性胃肠道淋巴瘤
A. 胃黏膜片状充血、水肿伴局灶性隆起；B. 十二指肠球部散在隆起性伴浅溃疡，表面覆白苔；C. 空肠数个小溃疡，隆起，黏膜表面覆白苔，呈跳跃式分布；D. 结肠局灶隆起伴充血水肿

治疗与转归：依据患儿临床表现、血液、骨髓、内镜及黏膜病理等最终诊断为T淋巴细胞性非霍奇金淋巴瘤合并巨噬细胞活化综合征，给予免疫球蛋白及大剂量激素冲击等治疗。在治疗过程中出现呼吸、心功能不全，给予生命支持并予以血浆置换术，抢救无效死亡。

【总结】

（1）小肠淋巴瘤临床表现往往不具有典型特征性，早期及术前诊断较为困难，胶囊内镜是一种无创的评估手段，发现病变后行小肠镜或手术病理活检是确诊的方法。胶囊内镜下小

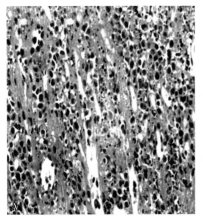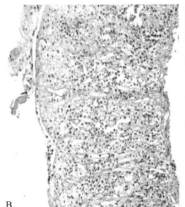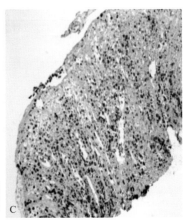

图8-4 · 肠黏膜病理

A. 病理示散在分布异型淋巴细胞（HE×400）；B. 免疫组化CD20阴性（×200）；C. 免疫组化Ki-67表达（×200）

肠淋巴瘤表现可分为4型：结节/息肉样增生型、溃疡型、隆起肿块型和弥漫浸润型。

（2）原发性胃肠道淋巴瘤以非霍奇金淋巴瘤为主，儿童时期最常见的病理类型是Burkitt淋巴瘤、淋巴母细胞瘤、弥漫大B细胞淋巴瘤，T细胞型少见，多为高度恶性，预后相对较差。

（3）PGIL的治疗方式主要包括：手术、化疗、放疗及综合治疗等。本病的预后取决于多个因素，包括肿瘤组织病理类型、临床分期、瘤体大小、淋巴结转移、治疗时机等，其中临床分期最为重要。对儿童PGIL有针对性的合理化疗是彻底治疗的方法，对于确需手术治疗的患儿，手术切除加术后化（放）疗及综合性的治疗措施可提高患儿生存期。

（张乐　徐俊杰）

参考文献

［1］黄行至，欧阳钦，肠道原发性非霍奇金淋巴瘤85例分析［J］.南京医科大学学报，2012, 32（4）: 147-150.

［2］李瑶，高欣，贾振宇，等.180例原发性胃肠道淋巴瘤的临床特征及预后分析［J］.胃肠病学和肝病学杂志，2019, 28（11）: 1237-1241.

［3］湛玉晓，岳铭，张大，等.儿童原发性胃肠道淋巴瘤20例临床分析［J］.中华小儿外科杂志，2015, 36（11）: 836-839.

［4］Chen Y, Chen Y, Chen S, et al. Primary gastrointestinal lymphoma: a retrospective multicenter clinical study of 415 cases in Chinese Province of Guangdong and a systematic review containing 5075 Chinese patients［J］. Medicine (Baltimore), 2015, 94 (47): e2119.

［5］Dizengof V, Levi I, Etzion O, et al. Incidence rates and clinical characteristics of primary gastrointestinal non-Hodgkin lymphoma: a population study［J］. Eur J Gastroenterol Hepatol, 2020, 32(5): 569-574.

［6］Fadoo Z, Belgaumi A, Alam M, et al. Pediatric lymphoma: a 10 year experience at a tertiary care hospital in Pakistan［J］. J pediatr Hematol Oncol, 2010, 32(1): e14-e18.

［7］Juárez-Salcedo LM, Sokol L, Chavez JC, et al. Primary gastric lymphoma, epidemiology, clinical diagnosis, and treatment［J］. Cancer Control, 2018, 25(1): 1073274818778256.

［8］Mehmet K, Sener C, Uyeturk U, et al. Treatment modalities in primary gastric lymphoma: the effect of rituximab and surgical treatment. A study by the anatolian society of medical oncology［J］. Contemporary Oncology, 2014, 18(4): 273-278.

［9］Olszewska-Szopa M, Wróbel T. Gastrointestinal non-Hodgkin lymphomas［J］. Adv Clin Exp Med, 2019, 28(8): 1119-1124.

第九章

小肠淋巴管扩张症

【概述】

小肠淋巴管扩张症（intestinal lymphangiectasia, IL）是一种罕见的蛋白丢失性肠病，由Waldmann等于1961年首次报道，以小肠淋巴管回流受阻，肠淋巴管和（或）乳糜管扩张、破裂，淋巴液漏出为特征。本病分为原发性和继发性。原发性小肠淋巴管扩张症，又称Waldmann病，病因不明，常由巨淋巴管症和先天淋巴管发育不良所致，基因及免疫异常可能与淋巴发育相关。90%的患者30岁以前起病，最常见于儿童，男女比例约为1.28：1.00，90%为散发病例，10%显示呈家族聚集现象。继发性小肠淋巴管扩张症与自身免疫性疾病、肿瘤、感染（结核、丝虫病等）、肝硬化门静脉高压、缩窄性心包炎、Whipple病、腹部外伤或手术损伤等造成淋巴管及周围组织的炎症和狭窄，淋巴循环受压或回流不畅有关。

【临床表现】

1. 水肿　本病最突出的临床表现，开始为间歇性，后转为持续性，可为对称性或非对称性。

2. 消化系统症状　腹泻、腹痛、腹胀、恶心等，渗透性或渗出性腹泻，严重者有脂肪泻，多数患儿有吸收不良综合征。

3. 腹腔或胸腔积液　部分患儿可出现漏出性或乳糜性胸腔、腹腔积液，由于小肠浆膜层或肠系膜淋巴管受累，患儿可出现乳糜性腹腔积液。

【胶囊内镜下表现】

传统胃肠镜及小肠镜均为有创操作，且无法确保观察到全小肠，可能出现漏诊，小肠淋巴管扩张症病变主要累及小肠，胶囊内镜可无创观察全小肠，有助于该病的评估。小肠淋巴管扩张症的胶囊内镜下典型表现主要为白色粟米样（图9-1）、针尖样、斑片状（图9-2）或鱼鳞状改变，可见小肠绒毛扩张、黏膜水肿（图9-3），有时可以直接观察到扩张的乳糜管。

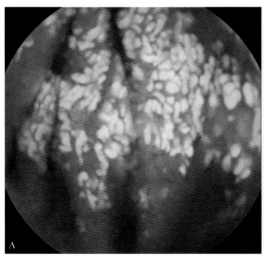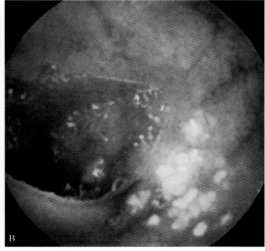

图9-1·小肠黏膜白色粟米样改变
A. 密集白色粟米样改变；B. 簇状白色粟米样改变

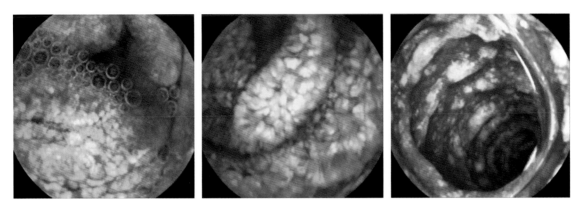

图9-2 · 小肠黏膜散在白色斑片状改变，部分融合成片，累及整个肠腔

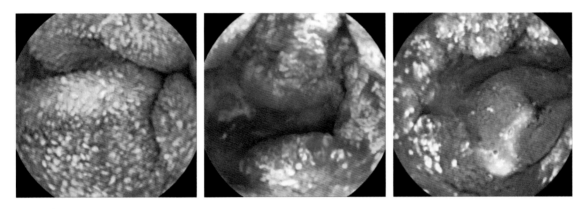

图9-3 · 小肠绒毛扩张，黏膜肿胀、充血，伴肠黏膜白色粟米样改变

【典型病例】

病例1

简要病史：患儿，男，9岁时因"反复腹痛2年余"入院，中上腹腹痛，伴间歇性粪便不成形，有肠系膜淋巴管瘤病史。血常规：白细胞12.15×10^9/L，淋巴细胞9.1%，生化：总蛋白44.3 g/L，白蛋白26.7 g/L，球蛋白17.6 g/L。患儿多次胃镜提示十二指肠黏膜白色粟米样改变（图9-4）。肠镜可见回盲瓣和回肠末端可见白色粟米样改变。胶囊内镜（图9-5）可

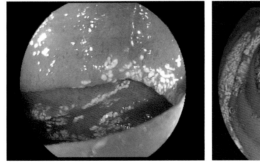
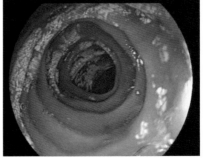

图9-4 · IL胃镜下表现。十二指肠降部黏膜散在白色粟米样改变

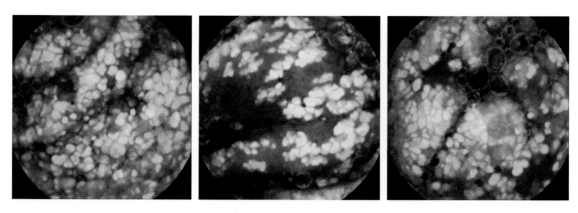

图9-5 · IL胶囊内镜表现。全小肠可见广泛白色粟米样改变

见小肠全程白色粟米样改变。

· 治疗与随访：予以低脂饮食，高中链甘油三酯（MCT）奶粉肠内营养，患儿症状减轻，但仍需间歇性输注白蛋白治疗。

■ **病例2**

· 简要病史：患儿，女，5岁时因"反复水肿3个月"入院。患儿经常感冒后出现全身水肿，无腹痛、腹泻表现，查血常规：白细胞4.47×10⁹/L，淋巴细胞15.7%；生化：总蛋白35.2 g/L，白蛋白22.8 g/L，球蛋白12.4 g/L。胶囊内镜全小肠可见黏膜呈白色粟米样改变（图9-6）。胃镜下见十二指肠球部及降部黏膜大量粟米样改变（图9-7A）。肠镜下见回肠末端绒毛肿胀，可见粟米样改变（图9-7B）。病理提示黏膜层见扩张的淋巴管（图9-8）。

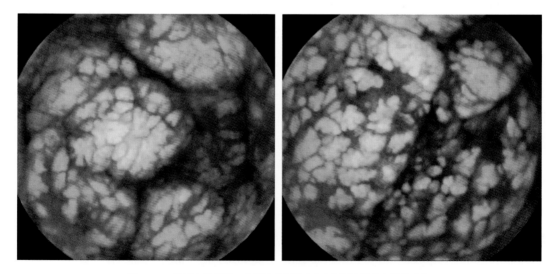

图9-6 · IL胶囊内镜表现。小肠绒毛弥漫分布白色粟米样或斑片状改变

· 治疗与随访：输注白蛋白，低脂饮食，椰子油炒菜，并予以高MCT奶粉喂养，患儿水肿好转，但感染或剧烈运动后易诱发。

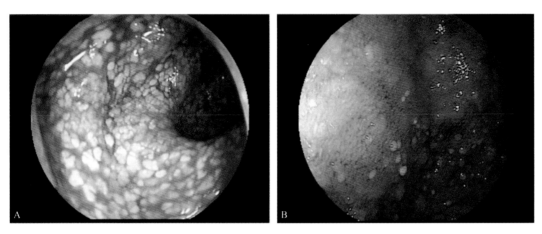

图9-7 · IL胃肠镜表现

A. 十二指肠降部黏膜散在密集白色粟米样改变；B. 末端回肠绒毛肿胀，伴粟米样改变

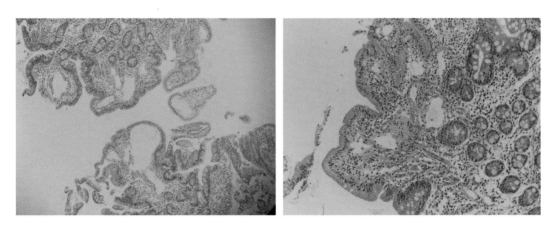

图9-8 · 病理。黏膜浅层见扩张的脉管，中等量淋巴细胞、浆细胞、中性粒细胞及少量嗜酸性粒细胞浸润，淋巴组织增生

【总结】

（1）小肠淋巴管扩张症临床上以腹泻、水肿、浆膜腔积液为主要表现，实验室检查可见外周血淋巴细胞绝对计数减少，白蛋白、球蛋白降低。内镜检查表现为小肠黏膜弥漫性分布白色粟米样、斑片样改变，经病理证实小肠黏膜或黏膜下层淋巴管扩张，即可诊断。

（2）小肠淋巴管扩张症目前尚无特效疗法，需要长期低脂饮食，并补充MCT，可在一定程度上降低淋巴管内压力，从而缓解症状。

（3）胶囊内镜作为一种无创性操作，提供了一种相对简单的观察整个小肠黏膜的方法，可根据内镜下黏膜典型表现做出有效的判断，并排除其他可能导致蛋白丢失性疾病。

（陆晓岚　王玉环）

参考文献

［1］Lopez RN, Day AS. Primary intestinal lymphangiectasia in children: a review ［J］. Paediatr Child Health, 2020, 56(11): 1719−1723.

［2］Niu Y, Wu Q, Wang Y, et al. Primary intestinal lymphangiectasia in children: Twelve years of experience in the diagnosis and management ［J］. Asia Pac J Clin Nutr, 2021, 30(3): 358−364.

［3］Vignes S, Bellanger J. Lymphangiectasies intestinales primitives (maladie de Waldmann)［Primary intestinal lymphangiectasia (Waldmann's disease)］［J］. Rev Med Interne, 2018, 39(7): 580−585.

［4］Wu J, Huang Z, Ji M, et al. The diagnostic value of capsule endoscopy in children with intestinal lymphangiectasia ［J］. Rev Esp Enferm Dig, 2021, 113(11): 765−769.

第十章

小肠寄生虫感染

【概述】

小肠寄生虫感染（intestinal parasitic infections, IPI）通常指寄生虫在人体小肠内寄生而引起的疾病。肠道寄生虫的种类多，寄生过程复杂，引起的病变并不限于肠道，临床症状和体征各异。肠道寄生虫病的常见症状包括：腹部不适、呕吐、腹泻、体重减轻、肛门瘙痒、皮肤过敏、肠梗阻、胆管梗阻、贫血、低蛋白血症、维生素（维生素A、维生素C、维生素 B_{12}）缺乏等。常见的寄生虫有原虫类和蠕虫类（包括蛔虫、钩虫、蛲虫、绦虫、鞭虫、线虫、阿米巴、贾第虫、滴虫等）。肠道寄生虫的感染主要通过粪-口途径传播，在发展中国家仍旧有较高的患病率，儿童是感染的重点人群，某些非洲国家，如埃塞俄比亚感染率可达42%～53%，近5年欧洲等发达国家儿童的感染率也可达5.9%。经济卫生及教育条件差是主要的风险因素，如无洁净水源、家畜管理不当、厕所条件差、随地大小便、家庭人口多、经常光脚、吃粗制蔬菜、食物不新鲜、不剪指甲、地面不干净、经常接触携带者等。目前IPI的诊断手段主要包括：肠黏膜或粪便标本检测虫卵、血或粪便抗原检测、血清学或PCR方法、影像学方法、内镜学方法（胃肠镜、内镜逆行胆胰管成像、小肠镜、胶囊内镜）等，其中内镜检查可在直视下进行诊断，有时也可在内镜下去除相关寄生虫。

【临床表现】

常见的肠道寄生虫病为蛔虫病、蛲虫病、钩虫病、异尖线虫病、粪类圆线虫病、鞭虫病、绦虫病和囊虫病、贾第虫病、阿米巴痢疾等。虽然不同的肠道寄生虫可导致不同的症状，但主要表现在以下几个方面。

1. 消化道症状　可有食欲不振、恶心、呕吐、腹痛、腹泻、黏液脓血便，甚至便秘；也可并发胆道蛔虫病、肠梗阻、肠穿孔和腹膜炎等。严重感染者引起营养不良、智力和发育障碍。

2. 皮肤症状　小出血点、丘疹，并伴有刺痛和痒感，甚至可出现移行性线状荨麻疹，或血管神经性水肿、顽固性荨麻疹；皮下结节或包块；肛周或会阴皮炎等。

3. 肺部症状　幼虫在肺部移行时，可表现出咳嗽、多痰、过敏性肺炎或哮喘等。

4. 泌尿生殖系统症状　反复尿路感染、阴道炎、子宫内膜炎、输卵管炎及其他炎症。

5. 血液系统症状　贫血、异食症、外周血嗜酸性粒细胞升高等。

6. 精神神经症状　精神不安、烦躁、磨牙、癫痫发作、头痛、头晕、记忆力减退、肢麻、听力障碍、视力下降甚至失明、精神障碍等。

【胶囊内镜下表现】

胶囊内镜检查小肠寄生虫病多见于个例报道，目前已报道的主要有蛔虫、蛲虫、绦虫、钩虫、线虫等多种寄生虫。当临床强烈怀疑肠道寄生虫病，而粪便虫卵等其他寄生虫相关检查为阴性，是胶囊内镜检查的强烈指征。虽然目前胶囊内镜尚不能直接用在小肠移除寄生虫，但可直视肠道内寄生虫的活动（图10-1），部分也可能见到寄生虫入侵肠道引起的黏膜糜烂红斑甚至溃疡。

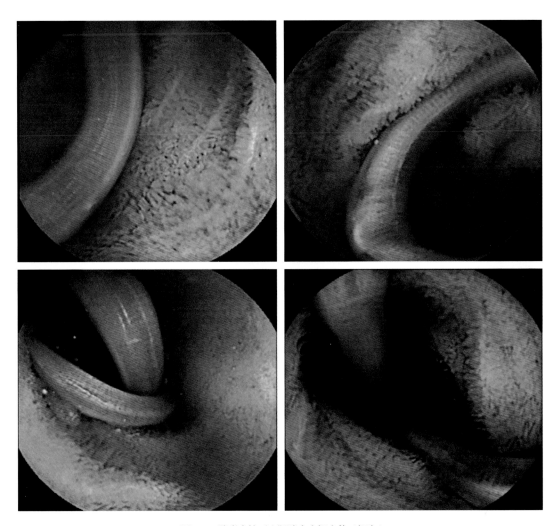

图 10-1 · 胶囊内镜下小肠腔内直视虫体（蛔虫）

【典型病例】

简要病史：女，10岁7个月，因"反复腹痛1个月"就诊。持续性右下腹隐痛、程度较轻，伴有阵发性加重、程度剧烈，予以改变体位、局部热敷、排便等均不能缓解；腹痛与进食有关，进食后加重，无饥饿痛及夜间痛。病初曾有发热2天。病程中无其他症状，病后体重下降4.0 kg。家住农村，否认吃生螃蟹、饮生水史，无吐虫、排虫史。体格检查仅发现右下腹轻压痛，无反跳痛及肌紧张。腹部CT平扫+增强可见回肠末端肠壁稍增厚，并周围多发增大淋巴结。粪便中未找到蛔虫卵、蛲虫卵、钩虫卵。胃肠镜无明显异常。胶囊内镜提示蛔虫症，小肠黏膜基本正常（图10-2）。

治疗与随访：结合上述辅助检查，并回顾病史，最终腹痛原因考虑肠蛔虫症所致，故予以阿苯达唑400 mg空腹顿服驱虫治疗，出院后3个月体重增加3 kg，目前随访1年无腹痛、呕吐，无吐虫、排虫史，粪便无虫卵发现。

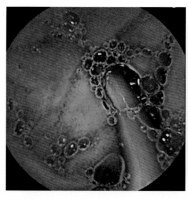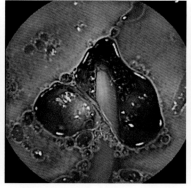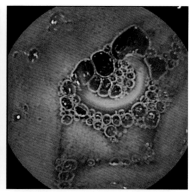

图10-2・胶囊内镜下空肠内可见蛔虫虫体

【总结】

（1）肠道寄生虫感染在发展中国家仍旧有较高的患病率，严重影响儿童的身体健康，临床症状因寄生的部位及虫体的种类而异。

（2）小肠寄生虫感染诊断方法多样，胶囊内镜检查可直视小肠寄生虫的活动及造成的黏膜损伤，对进一步治疗方案的决策有较高的诊断价值。

（3）胶囊内镜的发展将促进内镜专家和寄生虫学家之间的协作以阐明肠道寄生虫的生物学行为。

（李中跃）

参考文献

［1］Aburruza UL, Elosua GA, Fernández-Urién SI. Capsule endoscopy, a useful tool for the diagnosis of a tapeworm infection［J］. Rev Esp Enferm Dig, 2020, 112(1): 71-72.

［2］Chelkeba L, Mekonnen Z, Alemu Y, et al. Epidemiology of intestinal parasitic infections in preschool and school-aged Ethiopian children: a systematic review and meta-analysis［J］. BMC Public Health, 2020, 20(1): 117.

［3］Chergui H, Akhoundi M, Marteau A, et al. Severe iron-deficiency anaemia due to hookworm infection diagnosed by capsule endoscopy［J］. Int J Infect Dis, 2021, 104: 271-272.

［4］Gan T, Yang Y, Liu S, et al. Automatic Detection of Small Intestinal Hookworms in Capsule Endoscopy Images Based on a Convolutional Neural Network［J］. Gastroenterol Res Pract, 2021, 2021: 5682288.

［5］Hosoe N, Ogata H, Hibi T. Endoscopic imaging of parasites in the human digestive tract［J］. Parasitol Int, 2014, 63(1): 216-220.

［6］Kantzanou M, Karalexi MA, Vrioni G, et al. Prevalence of intestinal parasitic infections among children in Europe over the last five years［J］. Trop Med Infect Dis, 2021, 6(3): 160.

［7］Muadica AS, Balasegaram S, Beebeejaun K, et al. Risk associations for intestinal parasites in symptomatic and asymptomatic schoolchildren in central Mozambique［J］. Clin Microbiol Infect, 2021, 27(4): 624-629.

［8］Soga K, Handa O, Yamada M, et al. In vivo imaging of intestinal helminths by capsule endoscopy［J］. Parasitol Int, 2014, 63(1): 221-218.

［9］Tsegaye B, Yoseph A, Beyene H. Prevalence and factors associated with intestinal parasites among children of age 6 to 59 months in Boricha district, South Ethiopia, in 2018［J］. BMC Pediatr, 2020, 20(1): 28.

第十一章

胶囊内镜的阅片和
报告书写

一、胶囊内镜的阅片

临床常用的小肠胶囊内镜电池续航时间为8～12 h，拍摄图像50 000～100 000帧。阅读胶囊内镜图片的工作看似简单、毫不费力，但实际上有挑战且难度颇大。阅片者需要具有专业的报告解读能力，需要了解正常图像和异常图像之间的区别，及时发现识别病变。

■（一）阅读胶囊内镜的过程

不同的胶囊内镜阅读软件程序之间有细微的区别，但基本功能是相同的，每个软件都有阅读使用说明书或快速参考指南。以OMOM胶囊内镜设备及Vue软件为例简要说明胶囊内镜图像的阅读过程。

1. 登录系统界面　将胶囊内镜图像从图像接收器导入Vue软件系统。

2. 浏览图像　通过点击图像浏览区域的播放组件、播放模式、视图查看布局（表11-1），选择不同的观看模式（正常播放模式、快速播放模式），控制观看速度（单帧、双帧或多帧视图浏览图片），并且在图像浏览过程中可以允许倒带、暂停、快进和跳到视频的开始或结束，也可以随时点击暂停键或按键盘空格键暂停播放，对图片进行标记。

表11-1 · 阅读软件按钮解释说明

功　能	按钮解释说明
播放组件	切换图像播放尺寸的大小：正常/放大图像 仅在同时显示图片张数为1和2时有效
	单击播放按钮前进或后退
	查看上一个/下一个图像
	查看第一张图/最后一张图像
	图像播放速度滑块：拖动改变播放速度（加快或减慢录像显示）
播放模式	正常播放模式：播放全部录像，图片数量和颜色不做任何处理
	快速播放模式：排除相似图播放
视图查看布局	设置图片浏览区域显示连续图片的数量以便用户浏览 ① 代表单一视图，在图像浏览区域，只显示1张图像 ② 代表双像视图，同时显示2张图像，以此类推
图像处理	图片格式ICE、Hb和Imag
	ICE染色1、ICE染色2或ICE染色3 ICE染色查看工具帮助用户观察组织表面特性、毛细血管走向及血管形态，适用于血管性病变、糜烂、溃疡及肿瘤的凸显

（续表）

功　　能	按钮解释说明
图像处理	血红蛋白增强：图像的红色、白色颜色对比增强，适用于红色或白色病变的凸显
	设置图像亮度、对比度、Cb 和 Cr
	关闭图像增强模式

3. 捕捉并存储感兴趣的图像　缩略图储存区位于图像浏览区的正下方。在图像浏览过程中，对于感兴趣的图像可通过双击图像保存，存储于缩略图存储区。被保存的缩略图可以在缩略图存储区中查看，通过对缩略图的勾选（右下角复选框），可使其选择图像出现在报告单中。这些图像可以被标记为解剖标志或描述病变。

4. 标记解剖位置　识别和标记食管、胃、小肠、结肠起点，即进入食管、胃、小肠和结肠的第一帧图像。右键单击录像图像上的任何位置并选择设置胃（小肠、结肠）起点，新缩略图会出现在图像储存区域中。需要注意的是，有时胶囊内镜进入十二指肠后可能再返回胃窦。当胶囊内镜进入十二指肠并停留在十二指肠时，第一个十二指肠图像应标记为小肠起点。

5. 标记发现病变　向缩略图添加标记以指出或强调特殊病变的某些区域。缩略图的标记随缩略图一起保存，并按原样在报告中和缩略图上显示。标记工具包括圆圈、直线、箭头标记。单击标记工具，将光标置于病变部位，在不释放的情况下单击并拖动光标。

6. 编辑报告　阅读、标记胶囊图像后，点击填写报告按钮，弹出报告编辑窗，进行报告编辑。

（二）阅读胶囊内镜过程中的注意点

1. 阅片人员　小肠胶囊内镜的阅片可以由经过严格培训的有胶囊内镜阅片资历的护士或技师预先阅片，并筛选出可疑病灶的图片，但最终诊断必须由临床医师对病灶进行判断和甄别。一项对12名学员开展的为期15周的规范化培训表明，在培训后的第9周，受训者与胶囊内镜专家对于肠道的诊断趋于一致。在阅读胶囊内镜图像前阅片人员需要做好准备工作：① 了解受检者的详细病史，如对于消化道出血的患儿，需要了解是急性、亚急性还是慢性失血？是黑便还是暗红色粪便？是否有基础疾病服用特殊药物等，详细的病史对阅片者对于病变的判断有很大的帮助。② 熟悉胶囊内镜阅读软件。③ 能够区分正常的解剖结构和异常的胶囊内镜图像，并掌握胶囊内镜下各种胃肠道病变的特征。

2. 阅片软件　包括快速阅片软件和传统阅片软件。文献报道使用现有的自动快速阅片软件可以节省阅片时间，但可能导致6.5% ～ 12%的病变漏诊率。大部分遗漏的病变是单个孤立性病变（如孤立的病变、息肉、血管病变）。但是对于小肠弥漫性病变如炎症性肠病，使用自动快速阅片软件可起到一定的作用，节约阅片时间。当诊断可疑的炎症性肠病时，自动快速阅片与传统阅片之间的诊断一致性更高。因此，认为小肠病变分布广泛时可使用自动快速阅片软件，但不能完全替代传统阅片模式。

3. 阅片速度　阅读胶囊内镜图像时需要选择最舒适的模式、观看布局和速度。通常根据患儿及阅片者的具体情况调整适宜的阅片速度，以保证病灶检出率。目前没有关于阅片时应采取的最佳帧率的循证医学证据。一般情况下，建议在单视图模式下以不超过10帧/秒或在双视图及多视图模式下以不超过20帧/秒的速度阅片。4项研究评估了单帧视图和多帧视图对阅读时间和病变检测的影响，与单帧观看模式相比，多帧模式似乎可以节省时间，而不会影响病变探查。另外，阅片者的经验、胶囊前进速度和小肠准备的情况也影响阅片速度。当出现以下2种情况时需要降低阅片速度：① 当发现黏膜颜色改变、隆起、凹陷等异常情况时，应放慢读片速度，甚至反复阅读，进一步评估和确认。② 因为胶囊内镜通过肠管夹角成锐角的节段时推进更快，以及近端小肠胆汁和气泡的存在可能导致局部视野模糊。有研究认为胶囊内镜对小肠近端病变的漏诊率更高，建议在阅读近端小肠黏膜图像时应尽量降低阅片速度。

4. 阅片时间　疾病不同，阅片人不同，阅读胶囊内镜图像所需的时间也不同，文献报道阅读小肠胶囊内镜图像通常需要30～60 min，有经验的内镜医师阅片时间一般在20 min内，而初学者的阅片时间可能长达30～120 min，甚至更久。Sabina等前瞻性多中心研究表明与传统阅读模式相比，使用Omni模式通过删除重复图像可使小肠胶囊内镜阅读时间（十二指肠到盲肠）平均减少40%（24.6 min vs. 42.5 min），而不降低病变检出的准确性。

5. 人工智能技术在胶囊内镜阅片中的应用　人工智能可辅助阅片医师诊断病灶，节省阅片时间，多项研究明确了其在诊断小肠溃疡、息肉、乳糜泻、消化道出血、钩虫病中的效能，诊断准确性均超过90%。然而，现在的人工智能阅片技术尚未在临床广泛应用，多见于文献报道，有待进一步前瞻性应用研究以验证其诊断效能。

二、胶囊内镜报告的书写

结构化和标准化的报告可以促进胶囊图像、结果描述和患儿管理的一致性，有利于相关数据库的审核和整理，合格的报告书写非常重要。胶囊内镜的标准报告书写系统应该由两部分组成：报告框架和报告内容。

（一）报告框架

报告框架应尽可能按各单位习惯和相关专业指南标准设计，具体包括：

（1）被检查患儿的一般资料（如姓名、性别、年龄、住院号/门诊号）。

（2）胶囊内镜信息（如胶囊内镜型号、胶囊内镜编号、记录仪编号）。

（3）检查日期/报告日期。

（4）主诉/简要病史。

（5）既往病史：包括系统疾病、既往内镜检查结果、患儿既往用药相关信息（如目前药物使用情况、过敏史等）。

（6）胶囊内镜工作时间。

（7）肠道准备情况：包括肠道准备方法、肠道准备清洁度评估。

（8）检查结果：对病变进行详细描述（采用胶囊内镜术语），包括病变特性、病变部位及病变范围。

（9）诊断印象及建议。

（10）不良事件及干预措施。

（11）检查范围：是否完成全小肠检查及未完成检查的原因，有无使用胶囊辅助放置器等。

（12）检查前服用的药物（如吗丁啉、西甲硅油祛泡剂等）。

（13）操作者/报告者。

（二）报告内容

胶囊报告中应注明胶囊工作时间，以及第1次通过食管、胃和小肠的时间，并对相关消化道黏膜内腔、内容物、黏膜外观和已发现的任何病变进行详细描述，具体描述内容与标准内镜相似。如发现病灶，需要判断每个病灶的部位，每种病变类型均作为一个单项进行观察和描述。由于小肠病变的描述有其特殊性，建议参照胶囊内镜术语使用规范（表11-2）。报告中还应该有阴性检查结果相关的描述。

1. 胶囊内镜运行时间　时间激活开始于胶囊被数据记录器激活时，此刻记为零点。总持续时间即由于电池耗尽、记录器脱落或胶囊超出数据记录器范围（自然排出）导致检查结束前经历的时间。需要特别标明小肠运行时间（即从进入十二指肠到进入结肠的时间）。

2. 病变部位的判断　一般情况下，胶囊内镜无法准确判定具体解剖部位。可通过消化道的解剖结构、胶囊运行时间和小肠黏膜形态特征来确定胶囊内镜的大致部位。

（1）根据消化道解剖结构定位：食管、胃、幽门及回盲瓣这些特征性解剖结构可以为阅片者提供一些精确的部位信息。为尽量明确病变部位，任何异常发现均应从已知解剖部位的时间点进行特征性描述。胶囊内镜报告中需要记录运行通过各个特征性解剖位置的时间，包括：① 咽下胶囊内镜的时间，即首次出现口腔或食管黏膜；② 进入胃的时间，即首次出现胃黏膜；③ 进入十二指肠的时间，即首次出现十二指肠黏膜；④ 进入结肠的时间，即首次出现结肠黏膜，描述胶囊内镜在工作时间内是否达到回盲瓣（即可判断小肠检查是否完全）。

（2）根据胶囊运行时间定位：如果无法根据解剖位置判断时，可采用胶囊运行时间来定位。根据十二指肠和盲肠第一张图像之间的时间分成三等份，把小肠分为近段、中段和远段。

（3）根据小肠黏膜特征定位：空肠和回肠两者之间没有明确的界限，但表面形态和结构有所不同。空肠黏膜呈淡红色，有丰富的血管分布，管腔内环形皱襞较多而密，绒毛发育良好且密集排列（见图2-5）。回肠环形皱襞自上而下渐趋稀疏，绒毛较空肠逐渐变小变少，远端黏膜较多淋巴滤泡（见图2-6）。

3. 病变的描述　建议采用标准化术语和标准化评分量进行描述。

（1）标准化术语：对病变的描述主要包括对于肠腔、肠内容物、黏膜外观及各种病变（扁平病灶、隆起病灶、凹陷病灶）的详细描述。另外，需要描述病变部位、病变大小（估计大小占肠腔的比例）、病变分布范围、数量、颜色、表面（光滑、结节、血管情况），以及有无糜烂、溃疡及出血等。采用标准化的术语描述病灶至关重要，以便临床医师对患儿病情做出合理的判断和诊疗。因此，对于病变的描述建议采用标准化术语（表11-2）进行描述。

表11-2 · 胶囊内镜临床表述术语

项　目	术　语	属　性	描　述
肠 腔	狭　窄	类型	腔外压迫、良性腔内病变、恶性腔内病变
		能否通过	可通过、嵌顿
	扩　张	纵向范围	短节段、长节段、全消化道
		肠壁收缩	存在、消失
	手术史	类型	具体说明
		吻合材料	可见、不可见
内容物	血	类型	红色、血凝块、棕黑色
	胆 汁	—	—
	寄生虫	类型	具体说明
	异 物	类型	具体说明
	食 物	类型	具体说明
	粪 便	—	—
黏 膜	红 斑	分布	局部、片状、弥漫性
		纵向范围	短节段、长节段、全消化道
	苍 白	分布	局部、片状、弥漫性
		纵向范围	短节段、长节段、全消化道
	水 肿	分布	局部、片状、弥漫性
		纵向范围	短节段、长节段、全消化道
	颗 粒	分布	局部、片状、弥漫性
		纵向范围	短节段、长节段、全消化道
	结 节	分布	局部、片状、弥漫性
		纵向范围	短节段、长节段、全消化道
	萎 缩	分布	局部、片状、弥漫性
		纵向范围	短节段、长节段、全消化道
		形状	回旋状、水肿、变平、缺失
	绒毛异常	颜色	泛白、黄色
		纵向范围	短节段、长节段、全消化道
扁平病灶	点状病灶	数量	单发、多发
		颜色	红色、白色、黑色

（续表）

项　目	术　语	属　性	描　述
扁平病灶	点状病灶	出血	有、无
		分布	局部、片状、弥漫性
		纵向范围	短节段、长节段、全消化道
	斑状病灶	数量	单发、多发
		颜色	红色、白色、黑色
		分布	局部、片状、弥漫性
		纵向范围	短节段、长节段、全消化道
		数量	单发、多发
		树杈状分支	有、无
	血管扩张	出血	有、无
		出血点	可见、不可见
		潜在出血	是、可能、无
		分布	局部、片状、弥漫性
		纵向范围	短节段、长节段、全消化道
		数量	单发、多发
	结　节	出血	有、无
		出血点	可见、不可见
		分布	局部、片状、弥漫性
		纵向范围	短节段、长节段、全消化道
		数量	单发、多发
隆起病灶	息　肉	大小	具体描述
		蒂	有、无、未知
		出血	有、无
	肿　块	大小	具体描述
		类型	黏膜下、蕈伞样、溃疡、分叶状、绒毛样
		出血	有、无
		出血点	可见、不可见
	静脉结构	类型	静脉湖、疱疹样、静脉曲张
		数量	单发、多发
		出血	有、无

（续表）

项　目	术　语	属　性	描　述
隆起病灶	静脉结构	出血点	可见、不可见
		潜在出血	是、可能、无
		分布	局部、片状、弥漫性
		纵向范围	短节段、长节段、全消化道
凹陷病变	阿弗他溃疡	数量	单发、多发
		分布	局部、片状、弥漫性
		纵向范围	短节段、长节段、全消化道
	糜　烂	数量	单发、多发
		出血	有、无
		出血点	可见、不可见
		分布	局部、片状、弥漫性
		纵向范围	短节段、长节段、全消化道
	溃　疡	数量	单发、多发
		大小	具体描述
		表面覆盖	白苔、污苔、血痂
		出血	有、无
		出血点	可见、不可见
		分布	局部、片状、弥漫性
		纵向范围	短节段、长节段、全消化道
	瘢　痕	—	—
	憩　室	数量	单发、多发
		口部大小	具体描述

注：隆起病灶中的结节，指高出黏膜平面，一般为 2～3mm 大小的圆形小突起，没有明显的基底部。潜在出血，指在未发现明确出血点的情况下，该病灶能否被认定为出血原因。

　　（2）标准化评分量表：病变或疾病标准化的评分有助于缩短胶囊内镜报告，避免冗长、随意及含糊不清的表述。建议并鼓励在胶囊内镜术语的基础上更多地使用标准化评分量表来描述胶囊内镜下的病灶。目前部分疾病可以采用标准化评分量表，如克罗恩病可以通过 LS 评分（表 3-1 和表 3-2）或胶囊内镜克罗恩病活动指数（CECDAI）客观报告任何可见的炎症变化。肿瘤或黏膜隆起性病变可通过 SPICE 评分（表 11-3）描述。SPICE 评分 0～4 分，＞2 分可以预测黏膜下恶性肿块，敏感性为 83%，特异性为 89%。

表11-3 · SPICE评分

标　准	评　分
与周围黏膜界限不清	1分
病变直径大于高度	1分
视野内看到明显病变（肿块）	1分
胶囊内镜通过病变处的时间 > 10 min	1分

4. 诊断结果　采用诊断性术语描述。

诊断性术语主要包括以下几种。

（1）未见明显异常。

（2）炎性病变：包括充血性、红斑性、糜烂性、出血性。

（3）溃疡。

（4）血管病变。

（5）隆起性病变。

（6）出血，但未见病变。

（7）克罗恩病，需要写出评分。

（8）乳糜泻。

（9）寄生虫。

5. 胶囊内镜报告　模板见图11-1。

×××医院

胶囊内镜检查报告

姓　　名：	性　别：女	年　　龄：6
门诊/住院号：	就诊编号：	检查项目：小肠检查
胶囊编号：	检查日期：××××/××/××	报告日期：××××/××/××

主述

间歇性腹痛8月余

胶囊通过时间

00：15：02进入十二指肠，06：45：40进入结肠

小肠通过时间：06：30：38（390分38秒），胶囊运行时间：11：49：32（709分32秒）

阅片所得

患儿自行吞服胶囊，胶囊内镜通过食管进入胃顺利，胶囊进入十二指肠球部顺利，十二指肠未见明显异常，所见空肠绒毛如常，未见管腔狭窄，未见出血，未见明显溃疡性病变，06：28：35胶囊到达回肠末端，06：45：39胶囊通过回盲瓣进入结肠，至检查结束胶囊位于结肠。小肠清洁度评分：3级，好，少数粪便或深色肠液，但不影响检查

检查结果

所见小肠未见明显异常

诊疗建议

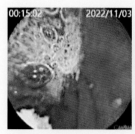
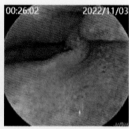
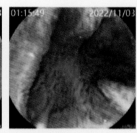
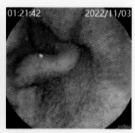

设置小肠起点
胶囊内镜检查进度：2%
小肠检查进度：0

胶囊内镜检查进度：4%
小肠检查进度：3%

胶囊内镜检查进度：11%
小肠检查进度：16%

胶囊内镜检查进度：12%
小肠检查进度：17%

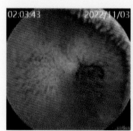
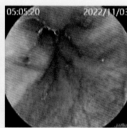
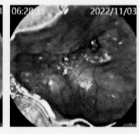
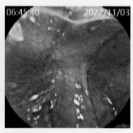

胶囊内镜检查进度：17%
小肠检查进度：28%

胶囊内镜检查进度：43%
小肠检查进度：74%

回肠末端
胶囊内镜检查进度：55%
小肠检查进度：96%

设置结肠起点
胶囊内镜检查进度：57%
小肠检查进度：100%

申请人员：_____　　操作人员：_____　　报告人员：_____

_____

本报告仅供临床医师参考

图 11-1 · 胶囊内镜报告模板

（王玉环）

参考文献

［1］国家消化系统疾病临床医学研究中心（上海），国家消化内镜质控中心，中华医学会，消化内镜学分会胶囊内镜协作组，上海市医学会消化内镜专科分会胶囊内镜学组. 中国小肠胶囊内镜临床应用指南（2021，上海）［J］. 中华消化内镜杂志，2021，38（8）：589-614.

［2］何晨，朱佳慧，廖专，等. 胶囊内镜临床应用规范研究与展望［J］. 中国实用内科杂志，2022，42（01）：45-49.

［3］中华医学会消化内镜学分会. 中国胶囊内镜临床应用指南［J］. 中华消化内镜杂志，2014，31（10）：549-558.

［4］Friedlander JA, Liu QY, Sahn B, et al. NASPGHAN capsule endoscopy clinical report［J］. J Pediatr Gastroenterol Nutr, 2017, 64(3): 485-494.

［5］Rondonotti E, Spada C, Adler S, et al. Small-bowel capsule endoscopy and device-assisted enteroscopy for diagnosis and treatment of small-bowel disorders: European Society of Gastrointestinal Endoscopy (ESGE) Technical Review［J］. Endoscopy, 2018, 50(4): 423-446.

［6］Wan WD, Hass DJ. How to read a small bowel capsule endoscopy study［J］. Capsule Endoscopy, 2017: 105-122.

第十二章

胶囊内镜的质量控制

无线胶囊内镜进入人体后，不受外在操作的控制（磁控胶囊除外），在检查过程中不具有可逆性。因此，胶囊内镜检查的全过程质量控制是保证检查顺利完成，并得到高质量图像和报告的重要手段。

■（一）安全性评估

胶囊内镜为一种无创检查，耐受性好，掌握适应证和禁忌证进行临床应用（详见儿童胶囊内镜检查的适应证和禁忌证）十分安全，一般无严重并发症发生。若存在相对禁忌证，应做好风险预估和相应处理措施，如对于已知或怀疑存在小肠狭窄或梗阻的患儿，可先进行影像学检查或探路胶囊检查（详见儿童胶囊内镜检查的并发症及处理）。

■（二）检查前准备

1. 设备的准备　在检查前进行设备和系统运行情况的检查，包括软件系统、设备指示灯、电池电量，以及胶囊内镜生产日期。

2. 术前沟通　包括沟通胶囊内镜检查的必要性，检查前及过程中需要注意的事项，包括可能存在的风险及漏诊可能，并签署知情同意书。

3. 吞服方式的选择　儿童进行胶囊内镜检查需要特别注意评估能否自行顺利吞服胶囊内镜。可首先了解平时是否能够正常吞服药物，对于不确定或者有困难的儿童，可使用大小形似的糖果或者探路胶囊进行吞服试验，若能够顺利吞服，则可以正常检查；若不能吞服、有吞咽困难或胃部解剖结构异常的儿童，可考虑使用内镜辅助送入的方式。

4. 肠道准备　肠道清洁度和充盈程度是提高图片质量的重要保证（详见儿童胶囊内镜检查准备及注意事项）。

■（三）胶囊内镜检查时

1. 设备的正确设置及连接　根据不同厂家胶囊内镜检查的要求，完成信息录入、图像记录仪设置及穿戴、胶囊取出及连接。

2. 全小肠检查完成率　实时监测胶囊内镜的位置和状态，以及进入小肠的时间。若2～4h仍未进入小肠或在某部位停滞不前时，可使用增加运动、内镜辅助送入或促胃动力药物等方式，以保证在胶囊电池耗尽以前完成全小肠的检查。

3. 肠道准备情况　检查过程中可进行实时监测，了解肠道准备质量。考虑到小肠腔内气泡对视野的阻挡，可使用Bubble量表评估肠道准备效果。具体详见儿童胶囊内镜检查准备及注意事项。

4. 检查过程中的饮食控制　一般到小肠2h后可饮清水，4h进少量清淡固体食物。特殊患者，若胃肠动力障碍，需延长时间进食，至胶囊排除后再恢复正常饮食。

5. 检查过程中的不适处理　如发生呕吐、低血糖、腹痛等表现，进行密切观察和对症处理。

6. 吞服胶囊后应远离辐射场所　避免与其他同样吞服胶囊的受检者进行近距离接触，手机及电脑可正常使用。

7. 检查全过程中关注设备运行情况　若发生贴片掉落、信号灯异常、电池消耗殆尽等情况需要及时处理。

（四）检查结束后

1. 及时下载保存视频资料　避免数据丢失。

2. 阅片及报告者资质　胶囊内镜阅片过程中可通过有胶囊内镜阅片资质的护士或受过培训的技师预先阅片，并筛选出可疑病灶的图片，但必须由经过培训且有阅片经历的专科医师对病灶进行最终诊断和出具报告。目前，尚无统一的资质准入标准，各中心可根据实际情况进行制定。

3. 阅片速度　可根据阅片熟练程度适当调整阅片速度。一般情况下，建议在单视图模式下以不超过10帧/秒或双视图及多视图下以不超过20帧/秒的速度阅片。目前有人工智能辅助阅片系统或自动快速阅读软件可以辅助阅片，但不能替代传统的人工阅片。

4. 胶囊内镜检查报告的质量控制　具体病变的描述与标准内镜相似，但需要注意对小肠病变的描述有一定的特殊性，对部分病变的描述，尽量使用标准化评级量表等。其次，应注明胶囊内镜的工作时长，通过食管、胃、小肠、结肠的相应时间，包括反映检查前后的安全和质量的指标。最后，应使用规范化的内镜描述术语，对于病变的描述应包含部位、性质、分布、纵向范围等，推荐应用结构化和标准化的检查报告模板（详见胶囊内镜的阅片和报告书写）。

5. 观察胶囊内镜排出情况　若胶囊内镜未最终达到结肠，超过2周仍未发现胶囊内镜排出，应行腹部X线平片检查确定位置。若因肠道炎症导致肠腔狭窄，可使用药物改善炎症水肿情况，促进胶囊自行排出，其余有症状的患儿多通过内镜、外科手术或腹腔镜处理。

（熊励晶　谢晓丽）

参考文献

［1］国家消化系统疾病临床医学研究中心（上海），国家消化内镜质控中心，中华医学会消化内镜学分会胶囊内镜协作组，上海市医学会消化内镜专科分会胶囊内镜学组.中国小肠胶囊内镜临床应用指南（2021，上海）［J］.中华消化内镜杂志，2021，38（08）：589-614.

［2］何晨，朱佳慧，廖专，等.胶囊内镜临床应用规范研究与展望［J］.中国实用内科杂志，2022，42（01）：45-49.

［3］中国医师协会内镜医师分会消化内镜专业委员会，中国抗癌协会肿瘤内镜学专业委员会.中国消化内镜诊疗相关肠道准备指南（2019，上海）［J］.中华消化内镜杂志，2019，36（7）：457-469.

［4］中华医学会消化内镜学分会.中国胶囊内镜临床应用指南［J］.中华消化内镜杂志，2014，31（10）：549-558.

［5］中华医学会消化内镜学分会儿科协作组，中国医师协会内镜医师分会儿科消化内镜专业委员会.中国儿童消化内镜诊疗相关肠道准备快速指南（2020，西安）［J］.中国循证医学杂志，2021，21（3）：249-259.

［6］Enns RA, Hookey L, Armstrong D, et al. Clinical practice guidelines for the use of video capsule endoscopy［J］. Gastroenterology, 2017, 152(3): 497-514.

［7］Rondonotti E, Spada C, Adler S, et al. Small-bowel capsule endoscopy and device-assisted enteroscopy for diagnosis and treatment of small-bowel disorders: European Society of Gastrointestinal Endoscopy (ESGE) Technical Review. Endoscopy, 2018, 50(4): 423-446.

第十三章

胶囊内镜的展望

自1999年人类吞下第一颗胶囊内镜至今，胶囊内镜已走过了临床应用的20多个年头。20多年来，胶囊内镜的性能不断提升、拓展，实现了从小肠到全消化道、从诊断到治疗的初探，胶囊内镜为小肠疾病乃至全消化道疾病的诊疗带来了革命性的变化。

小肠曾是消化内镜诊疗的盲区，间接成像敏感度及特异度差，而传统小肠镜耗时费力，极大地限制了其临床应用。胶囊内镜开创了一种无痛无创、非侵入性的胃肠道可视化检查方法。从诞生至今，胶囊内镜在视野清晰度、电池续航、拍摄频率、图片传输质量等方面均获得了长足进步，目前已成为小肠疾病的一线检查方式。随着阅片适配软件的进步和人工智能的应用，胶囊内镜的平均阅片时间大大缩短，识别小肠病变的灵敏度更高，进一步提升了其临床应用价值。

历经20余年的探索，胶囊内镜又被创造性地赋予了更多的功能。首先胶囊内镜的检查范围逐步从小肠扩展到食管、胃和结肠。通过提高图像的采集速度或者通过外力的方式控制胶囊内镜在食管内的通过速度，实现了胶囊内镜对食管黏膜的仔细观察；通过外部磁场控制胶囊内镜在胃内的运动方向，实现了胶囊内镜对胃部的无盲区观察；通过提高电池的续航时间，使胶囊内镜完成全结肠的检查成为可能。

除了实现全消化道黏膜的直视观察外，随着临床医学与工程学合作的不断深入，胶囊内镜的研发由单纯图像诊断向新型诊断和治疗方向发展，以临床需求为导向的技术转化为胶囊内镜的发展注入了新的活力。功能胶囊内镜是由胶囊内镜迅速发展而派生出的具有除视频功能之外其他功能的无线胶囊系统，是医工结合的重要产物。虽然目前功能胶囊内镜大部分仍处于研发阶段，但它有着广阔的发展前景和巨大的应用潜力，代表着胶囊内镜的发展方向。下面对处于研发热点的功能胶囊内镜做一个简要的介绍。

■（一）活检胶囊内镜

胶囊内镜作为检查方法最大的缺陷是无法进行活检。2005年Kong等研制了一种利用石蜡作为触发开关的微型旋转式活检内镜，它通过温度调节石蜡性状，从而触发扭转弹簧带动剃刀旋转的机制成功获取兔的小肠组织。2014年Yim等通过磁场控制胶囊内镜的运动，并控制自身折叠式微夹持器的释放、展开和收回，有效地完成了体外组织的活检操作。2020年Son等研发了一种细针抽吸式活检胶囊，它利用外部磁场控制胶囊内镜在离体猪胃内的运动，到达病变部位时伸出活检针，通过细针抽吸的方式获取组织样本，通过该方法实现了对胃部深层组织的活检。

■（二）治疗胶囊内镜

1. 胃肠动力胶囊　2006年FDA批准上市的SmartPill是一种无线动力胶囊，可实时采集胃肠道内的pH、温度和压力数据，可用于监测胃排空时间、小肠传输时间及结肠传输时间。与传统消化道运动功能检测方法相比，无线动力胶囊最大的优点在于可以一次性检测胃、小肠和结肠传输时间及压力，为多区域、复杂性的消化道动力障碍提供诊断依据，有利于指导临床治疗。2014年Ron等发明的振动胶囊内镜可通过调节结肠蠕动波缓解便秘症状。2017年我国学者发明了智能手机控制的振动胶囊，动物实验发现该系统可显著增加比格犬的排便次数和排便重量。振动胶囊可以大大减少化学药物对肠道的影响和刺激，为慢性功能性便秘的治疗提供新的思路。

2. 止血胶囊 胶囊内镜对不明原因的小肠出血有着较高的诊断价值，但治疗仍需要依赖小肠镜甚至外科手术。2008年Valdastri等首次报道了胶囊内镜治疗消化道出血的体内试验，该胶囊顶部配备有止血夹，通过外部磁场控制胶囊定位，当接收到信号时可以主动释放止血夹，夹闭消化道中的出血点，完成止血治疗。2017年Leung等报道了气囊胶囊内镜治疗消化道出血的相关研究，该胶囊中包含一个球囊，可通过酸碱热反应来实现自体膨胀成球囊状固定于病灶处，从而起到压迫止血作用。

3. 药物运送胶囊 传统的消化道给药方式具有治疗位置无法精准控制、消化道局部病灶治疗时生物利用度低和产生不必要副反应等缺陷。胶囊内镜的出现为消化道疾病靶向治疗带来希望。近年来，高精度给药的胶囊内镜已成为研究热点。2016年Le等通过两块环形软磁铁轴向和径向的磁化实现了两者的吸引和排斥，从而进行药物存储与释放，该机制可以在没有任何电池电源的情况下启动药物的释放，但无法控制释放的剂量和速度。2019年Guo等研发了一种可以多次给药的药物输送胶囊，该胶囊同时具有给药装置的驱动模块与传感控制模块，可通过射频传输方式将施药触发指令和施药参数无线发送至施药胶囊，从而控制施药剂量、施药次数及施药平均速度。

（三）深层成像胶囊内镜

传统光学胶囊内镜仅能观察到黏膜表面，而消化道深层结构的可视化对于侵袭性病灶的诊断意义重大。受超声内镜的启发，科学家们正在探索将超声技术和胶囊内镜相结合，超声胶囊内镜可以更加准确地进行消化道病变性质判别及浸润深度的测量。Qiu等通过一种基于高频超声的超声胶囊内镜采集到了在体猪小肠和食管清晰的分层结构。

（四）总结

经过20余年的发展，胶囊内镜不断拓展其功能及临床应用的深度和广度，在完成小肠检查的基础上逐渐延伸至全胃肠道的检查，从被动观察变为主动控制，由单纯诊断向多种治疗功能方向发展。相信在不久的将来，胶囊内镜会在消化道疾病诊治中拥有无限可能，为人类的健康做出贡献。

（郑翠芳　黄瑛）

参考文献

［1］张启杰，赵朕华，李兆申，等.功能胶囊内镜的研究进展［J］.中华消化内镜杂志，2015，9（32）：639-642.

［2］朱佳慧，叶鋆，钱阳阳，等.功能性胶囊内镜的研究进展与展望［J］.中国实用内科杂志，2022，1（42）：23-28.

［3］Donghoon S, Hunter G, Metin S. Magnetically actuated soft capsule endoscope for fine-needle biopsy［J］. Soft Robot, 2020, 7(1): 10-21.

［4］Guo X, Luo Z, Cui H, et al. A novel and reproducible release mechanism for a drug-delivery system in the gastrointestinal tract［J］. Biomed Microdevices, 2019, 21(1): 25.

［5］Le VH, Rodriguez HL, L Ee C, et al. A soft-magnet-based drug- delivery module for active locomotive intestinal capsule endoscopy using an electromagnetic actuation system［J］. Sensors Actuators A Physical, 2016, 243: 81-89.

［6］Leung B, Poon C, Zhang R, et al. A therapeutic wireless capsule for treatment of gastrointestinal haemorrhage by balloon tamponade effect

［J］. IEEE Trans Biomed Eng, 2017, 64(5): 1106-1114.

［7］ Qiu Y, Huang Y, Zhang Z, et al. Ultrasound capsule endoscopy with a mechanically scanning micro-ultrasound: a porcine study［J］. Ultrasound Med Biol, 2020, 46(3): 796-804.

［8］ Ron Y, Halpern Z, Safadi R, et al. Safety and efficacy of the vibrating capsule, an innovative non-pharmacological treatment modality for chronic constipation［J］. Neurogastroenterol Motil, 2015, 27(1): 99-104.

［9］ Tran K, Brun R, Kuo B. Evaluation of regional and whole gut motility using the wireless motility capsule: relevance in clinical practice［J］. Therap Adv Gastroenterol, 2012, 5(4): 249-260.

［10］ Valdastri P, Quaglia C, Susilo E, et al. Wireless therapeutic endoscopic capsule: in vivo experiment［J］. Endoscopy, 2008, 40(12): 979-982.

［11］ Yim S, Gultepe E, Gracias DH, et al. Biopsy using a magnetic capsule endoscope carrying, releasing, and retrieving untethered microgrippers［J］. IEEE Trans Biomed Eng, 2014, 61(2): 513-521.

［12］ Yu J, Qian YY, He CH, et al. Safety and efficacy of a new smartphone-controlled vibrating capsule on defecation in beagles［J］. Sci Rep, 2017;7(1): 2841.